妙用膏方 系列图书

总主编 张艳 卢秉久 朱爱松

膏方节专供

养生经典膏方
制备与应用一本通

卢秉久 郑佳连 编著

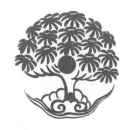

U0335128

中国中医药出版社
·北京·

图书在版编目（CIP）数据

养生经典膏方：制备与应用一本通 / 卢秉久，郑佳连
编著 . —北京：中国中医药出版社，2020.1（2022.7 重印）
（妙用膏方系列图书）
ISBN 978-7-5132-5902-6

Ⅰ .①养… Ⅱ .①卢… ②郑… Ⅲ .①膏剂—方书—
中国 Ⅳ .① R289.6

中国版本图书馆 CIP 数据核字（2019）第 270337 号

中国中医药出版社出版

北京经济技术开发区科创十三街 31 号院二区 8 号楼
邮政编码　100176
传真　010-64405721
三河市同力彩印有限公司印刷
各地新华书店经销

开本 710×1000　1/16　印张 12　字数 202 千字
2020 年 1 月第 1 版　2022 年 7 月第 2 次印刷
书号　ISBN 978-7-5132-5902-6

定价　48.00 元
网址　www.cptcm.com

服 务 热 线　010-64405510
购 书 热 线　010-89535836
维 权 打 假　010-64405753

微信服务号　zgzyycbs
微商城网址　https://kdt.im/LIdUGr
官 方 微 博　http://e.weibo.com/cptcm
天猫旗舰店网址　https://zgzyycbs.tmall.com

如有印装质量问题请与本社出版部联系（010-64405510）

前　言

　　膏方作为我国中医方剂中的一种经典剂型，从开始的宫廷进补养生秘方到近年来逐渐走入百姓家庭，其配伍、组成、制法、服法均随着历史的发展不断革新。膏方因其独特的剂型、温和的药性、显著的疗效逐渐被医生重视，近年来，膏方进入了高速发展阶段。全国范围内的中医院均开设了膏方门诊，举办膏方节，开展许多膏方文化活动，各具特色、百家争鸣，因此，这是膏方发展的新时代。作为中医医生，我们有必要将膏方推向民间，让人们了解膏方、熟悉膏方，将其作为养生保健的新手段！

　　本书的前半部分介绍了关于膏方的基础知识，包括什么是膏方、膏方的特点、服用膏方需要注意的一些事项，并回答了一些关于膏方的常见疑问。详细地从每一个步骤讲解膏方制作的流程，从膏方药物的选择、对药材的处理、制作工具的选择，到煎煮以及制膏的过程、保存的方式、服用的方法等，让您全方位地了解膏方的基础知识以及制备方法，为您揭开膏方神秘的面纱。

　　本书的后半部分介绍了对亚健康状态、衰老、妇科及儿科常见病、不同体质如何进行膏方调治，体现了膏方的治疗和调理优势。

　　愿本书，能让您熟悉膏方、爱上膏方，让更多的人能够发现并利用膏方这个宝藏，获得健康！

卢秉久　张艳

2019 年 6 月 1 日

目　录

第一章

膏方的基础知识

第一节 何为膏方

膏方，又称膏剂（膏滋药、煎膏剂），是以其剂型来命名的，属中医汤、丸、散、膏、丹五大主要剂型之一。膏方有内服和外用的区别，内服膏剂是由汤药浓缩变化发展而来的。目前，我们常说的膏方大多是指内服膏剂，其有滋补调养和治病防病的双重作用。本书主要介绍内服膏方，即"膏滋"。它是由医生根据患者体质与所患病症，辨证与辨病相结合，制定出来的处方，来对我们的身体进行全面整体的调理，是中医所独有的调补方式。外用膏剂是中医外治法的一种，一般称为膏药，是将药物施于患者体表某部位，通过药物的消炎防腐、通经走络、行滞祛瘀、祛风散寒的功能，从而达到治疗目的的一种剂型。外用膏剂大多用来治疗外科疮疡疾患，对部分内科、妇科疾病亦有疗效。

成书东汉时期的《神农本草经》中首次提到膏方，这本书是我国第一部药学专著，书中强调中药加工要根据药物性质和治疗需要选择合适的剂型，而其中就有适宜做膏剂的。膏方历史悠久，其源头可追溯到《黄帝内经》和《五十二病方》。《黄帝内经》中载有两张膏方。《五十二病方》是我国现存最早的方书，书中记载三十余首膏方。其后的《武威汉简》中记载的"治百病膏药方"和"治千金膏药方"等，也是可用于内服的膏方。南北朝陈延之《小品方》载有单地黄煎；唐代孙思邈《备急千金药方》载有金水膏。宋代以来的医著中记载膏方无数，如琼玉膏、御颜膏、银杏膏等。

早期称为"膏"或"煎"的内服方，主要是用来治病而不是滋补的。到了隋唐时期，文献中才能见到一些滋润补益类膏方。人们在临床中逐渐认识到滋补类方药制成膏剂服用有一定的优越性，故而用于滋补的膏方就逐渐多了起来。

宋代膏剂已逐渐代替煎剂，且基本沿袭唐代风格，其用途日趋广泛，如南宋《洪氏集验方》收载的琼玉膏，沿用至今。同时，膏方中含有动物类药的习惯也流传下来，如《圣济总录》的栝蒌根膏，此时的膏方兼有治病和滋养的作用。

明清时期膏方已进入成熟阶段，表现在膏方的命名正规、制作规范。膏专指滋补类方剂，煎指水煎剂。此时期膏方的数量大大增加，临床运用更加广泛。

明朝各类膏方书籍广为流传，据记载，它们的组成大多较为简单，流传至今的著名膏方有洪基《摄生总要》中的"龟鹿二仙膏"、龚廷贤《寿世保元》的"茯苓膏"，以及张景岳《景岳全书》的"两仪膏"等。

清代膏方不仅在民间流传，亦在宫廷中广泛使用，如《慈禧光绪医方选议》中载有内服膏滋方近30首，代表的有延年益寿膏、菊花延龄膏、保元固本膏、资生健脾膏等。晚清时期膏方组成日渐复杂，如张聿青的《膏方》中，膏方用药往往达二三十味，甚至更多，收膏时常选加阿胶、鹿角胶等，并强调辨证论治，对后世医家的影响较大，渐渐奠定了现代膏方的基础。

新中国成立以来，膏方的研制及运用得到了较大发展，其数量迅速增加，临床应用范围已扩大至内、外、妇、儿、五官等各科。随着人们对健康的重视程度不断提高，膏方的发展日益加快。

由于膏方服用十分方便、效果明显，加之人们对养生保健的需求日益强烈，故而越来越多的人选择请中医专家为自己量身定制适合的膏滋方服用。在这一浪潮的推动下，服用膏方养生治病也在全国流行了起来。

第二节　膏方有何特点和神奇功效

膏方最大的特点是因人处方、辨证论治、对症下药、综合调理、针对性强、非一般补品可比。在补的同时同样强调疏导，其主要作用是补充正气，防治疾病，延年益寿，配方用药很讲究，加工工艺独特。由于现代科技发展迅速，制作膏方成熟的速度越来越快，膏方一般由20余味中药组成，属于大方、复方范畴，并且服用的时间较长，因此，制定膏方更加注重针对性。所谓针对性，是指应该针对患者的疾病性质和体质类型来进行处方调理。另外，膏方中多含补益气血阴阳的药物，它的性质比较黏腻，如果不考虑实际情况，一味纯补峻补，往往会妨碍气血的运行并且吸收得也不好，妨碍脾胃功能，对健康没有益处，所以配伍用药，至为重要。尤其需要注意如下几个方面：

一、辨证施治，一人一膏，整体调理，身体康健

人体体质的减弱，是病邪得以侵袭、疾病得以产生的主要原因，也是最基础的原因，而体质会因为年龄、性别、生活境遇、先天禀赋、后天调养等多种原因的不同而各有差异，所以选方用药方面也因人而异。如老年人脏气衰退，气血运行迟缓，多虚多弱，膏方中除滋补药物以外，多辅佐行气活血的中药；女子最重要的脏器是肝，并且容易肝气郁滞，因此应该辅佐疏肝解郁的中药；小儿为纯阳之体，不能过早服用补品，如果确实需要，大多应用甘淡的中药调养，如四君子汤等；中年人压力负担堪重，又被七情劳逸所伤，治疗时多需补泻兼施。除此以外，又有诸多个体差异，都需要详细分析，根据每个人的具体情况，来制订不同的治疗计划。医家通过对患者的病情与体质进行详细的诊察，望、闻、问、切四诊合参，从整体出发，全方位辨证施治，立法处方，君臣佐使合理配伍，注重对患者气血阴阳的综合调治，使患者机体达到新的平衡，从而避免或减少疾病的发生、发展。因此，与一般的汤剂不同的是，膏方更注重整体调治，多为大型复方，药味相对较多，兼顾面广，适合治疗比较复杂、慢性的疾病。临床定制膏方，一人一方，针对性强，疗效稳定。

二、扶正补虚，寓攻于补，攻补兼施，治病防病

利用药物的特性来纠正人体气血阴阳某方面偏盛偏衰，来达到"阴平阳秘，精神乃治"的状态，这是中医养生和治病的基础思想，也是依照患者具体情况来调制膏方的主要原则。中老年人脏气渐衰，运化不及，常常呈现虚实夹杂的复杂病理状态。如果对此忽略不见，一味投补，补其有余，实其所实，往往会适得其反。所以膏方用药，不仅要考虑"形不足者，温之以气""精不足者，补之以味"，而且又应该根据病者当下的具体症状，针对气滞、瘀血、痰饮等病理产物，适当地运用行气、活血之品，疏导其气血，令其条达，而致阴阳平衡。明清以后，膏方的应用逐渐偏于补益，补益药是膏方最主要的组成部分，是膏方处方中的君药，膏方能针对脏腑虚损和阴阳气血的不足进行补充，最终使人体阴阳平衡，气血条畅，五脏六腑平衡。膏方药性和缓而且持久，对于各种虚证有独特功效。但膏方强调整体调治，并不同于其他补药、补方，而是在补益的同时也会增加行气活血等根据患者的具体状态来治疗疾病的中药，补攻兼施。

三、调理脾胃，升清降浊，以喜为补，化生气血

清代著名医家叶天士曾经说"食物自适者即胃喜为补"，是临床药物治疗及食物调养的重要法则，同样适合于膏方的制定。口服膏方后，如果脾胃功能正常，能消化吸收，就能达到补益的目的，所以制定膏方，都应该增加健脾的中药，如陈皮豆蔻等，来恢复和增加脾胃功能；还可以应用助消化的中药加入众多滋腻补品中，来消除补药黏腻的特点，帮助消化并且增加健脾的作用。中医习惯在服用膏方进补前，服一些开路药，来治疗外来邪气，或者消除宿食，或者健脾开胃，处处照顾脾胃的运化功能，充分体现了中医的整体观念、辨证论治的思想。脾胃功能正常之后，气血充足，就可以祛除病邪，这样人体的正气就会充足，身体才能健康。

四、通补同调，动静结合，阴阳平衡

服用膏方进补的时候，既不能一味呆补，又不宜孟浪攻泄，而常取通补兼施、动静相合、并行不悖的方法。民间常以驴皮膏制膏进补，常常会有腹胀便溏等不良反应发生，多因驴皮膏不符合"通补相兼，动静结合"的原则。补品为中医理论中的"静药"，必须配合辛香走窜的"动药"，动静相结合，才能补而不滞。临床可针对中老年人常见的心脑血管病，如高血压、高脂血症、冠心病、脑梗死、糖尿病等病症，辨证选用合适的"动药"，例如取附子温肾散寒、振奋心阳之功效，取大黄、决明子通腑排毒、降低血脂之功效，取葛根、丹参活血化瘀、净化血液之功效等，与补药互相配合，来达到治疗疾病并且补益身体的作用。

另外，四季气候的变化会对疾病有不同程度的影响，古代医家根据这些变化提出"随时为病，当随病制方"的治疗思想。如金元医家李杲在《脾胃论·脾胃将理法》中提出：春天多以风邪为主，应在方中加入祛风类药物，如荆芥、薄荷、菊花、桑叶之类；夏天多热疾，须加适量的寒凉药，如黄连、黄芩、石膏、知母之类的药物；秋天有病多以燥邪伤人为主，宜加入温润气分类药物，如杏仁、紫苏叶、桔梗、沙参之类；冬天有病多寒邪，宜加入一些温热药，如附子、干姜之属。结合各个季节的易发病证，则可以在不同的时令，根据病情发展变化及气候变化，采用不同的用药方法，来治疗疾病。所以说膏方不仅仅局限于冬令时节使用，各个季节都可以服用。

膏方的制定，遵循辨证论治法度，不仅可以养生，更能治病。因膏方服

用时间长，医者必须深思熟虑，立法力求平稳，不能小有偏差。偶有疏忽，与病情不合，导致伤及患者。故开一般处方易，而膏方之制订难。膏方是一门学问，又属中华文化之遗泽，应当传承不息，发扬光大，不可疏忽，需仔细把握病症。

五、简便经济，服用方便，口味怡人

膏方经提取浓缩后，由于充分利用了药物功效，经济花费相应减少。对需长期服用中药的慢性疾病患者来说，无须再花相当多的时间和精力煎煮中药，服用时只需按时取出适量，用温开水冲服，有即冲即饮、易于吸收的特点。中药加工成膏方后体积缩小，有利于携带和贮藏，近年来真空小包装膏方更是极大地方便了出差人士。定制膏方时因添加了矫味、收敛的糖类，使膏方带有甜味，口感较好，适用于不喜欢中药苦味的患者。总体来说，用膏方来调养，有事半功倍的效果。

第三节　膏方适用于哪些人群

一、膏方的适用对象

1. 患慢性疾病，如慢性支气管炎、哮喘、慢性胃炎、肾病、风湿病、心脑血管病，病久而致全身虚弱的人。服用膏方可减轻因长期服药带来的不良反应，也能起到良好的调治、补益功效。

2. 大病重病后体虚患者的调养，如出血后、手术后、肿瘤患者放化疗后、产后极度虚弱者。

3. 亚健康患者，因长期工作或精神压力过大，疲倦乏力、头晕失眠，食欲不佳，虽无器质性的病变，也可"未病先防"，施药调补，达到真正健康。

4. 中老年体弱者。《灵枢·天年》谓："五十岁肝气始衰，六十岁心气始衰，七十岁脾气虚，八十岁肺气衰，九十岁肾气焦。"说明随着年龄增大，人的机能日渐衰退，要适时进补。

5. 发育不良的儿童和体虚的妇女。

二、进补膏方需要因人而异吗

中医认为，膏方进补需要因人而异，必须根据自身状况在专业人士指导下才能进行滋补，不应跟风盲目进补。某些患者不根据自己身体状况、也不在医生指导下就自制并服用膏方，这种做法是不正确的，不符合中医的辨证施治、方药化裁的用药规律。中医膏方讲究一人一方，每种膏方都是中医专家针对每个人的症状和自身特点而专门制作的。即便是自制的成品膏方，也需要在有多年临床经验的中医师、中药师的指导下进行服用。对于丸散膏丹等中药制剂，必须经药检部门认证通过，才有制作的资格。而且膏方的制作，对制作的卫生条件、配方比例是有严格要求的。并且，医生在开膏方处方时，一般既要考虑"治病"，又要考虑"保健"；既要"疗疾"，又要"补益"。

三、儿童可以服用膏方吗

服用膏方进补并非只是老年人的专利。小儿膏方用药平和、补虚纠偏、治中寓补，对于一些体质偏弱或患有慢性疾病的孩子来说，通过"量身定制"膏方治疗，能帮助控制病情，并对其体质起到根本性的调理作用，具有很好的疗效。一般而言，小儿膏方医师会根据孩子的体质特点，以平补为贵、健脾为主。因此，通常选用党参、太子参、白术、茯苓和山药等药物为主。

那么，什么样的孩子适合服用膏方？目前普遍认为有以下四类：

1. 先天不足、形瘦面黄、体质较弱、身体发育缓慢的孩子。

2. 反复呼吸道感染的孩子。这类孩子免疫力较差，经常感冒、咳嗽或有哮喘、支气管炎、肺炎等上呼吸道慢性疾病。对于这样的孩子，应该食用健脾益肺的膏方，从而调节孩子机体的免疫功能。

3. 胃口不好的孩子。这类小儿通常脾胃虚弱、消化道功能差、食欲不振、容易腹泻且体重较同龄的孩子体型轻，看上去较瘦弱。对于这类胃口不好的孩子，应该服用健脾开胃的膏方。

4. 有些孩子先天不足，肾精亏虚，遗尿，或是处于肾病的恢复期，他们都可以服用补肾的膏方来调理身体。

第四节　服用膏方的最佳季节

自然界气候环境的运动变化，无时无刻不对人体产生影响。春生、夏长、秋收、冬藏，这是天气的规则。一年四季有着特定的气候变化及温热寒凉的变化，即春温、夏热、秋凉、冬寒，谨慎地起居饮食、衣着行走是十分重要的。

秋冬季节是收获的重要季节，人体自身会根据外界环境作出相应的调整，血液在消化道为多，消化腺、消化酶分泌增多，消化机能增强，食欲旺盛，体内高热量食品需求增多，容易吸收，并把营养藏于体内，同时代谢降低，消耗减少。《素问·四气调神大论》指出：冬天的三个月，是闭藏的时令，冰雪形成，大地寒冷，这个时候不能扰动阳气，应该早睡晚起，等阳光出来的时候再起床，心志应该伏藏起来，不要让皮肤开泄，让寒气进入，使人体的正气被耗伤，这是冬季的养生的道理。违背的话就会伤害到心脏，到了春天便要发生痿厥一类疾患，使人们对春生之气的适应能力减弱。由此可见，秋冬季是一年四季中进补的最好季节。

膏方服用的最好时间段是每年的立冬至来年的立春，历时 3 个月左右。但需要提醒的是，膏方并非人人适合，急性病和有感染的患者、慢性疾病的不稳定期和急性发作期、危重病人不宜服用膏方。如遇发热感冒、伤食、腹泻、胃脘疼痛等应暂停服用膏方，等疾病治愈后再继续服用，以防止"闭门留寇"。一般服药期间，应忌食生冷、油腻、辛辣及刺激性的食物、咖啡和浓茶。服含人参等补气膏时忌服萝卜；服含何首乌的膏滋药时，忌猪、羊血及铁剂。服法：服膏方，初次服用每次 15g 左右，然后逐步加量到 30g 左右（1 汤匙），放在杯中以开水冲服，早晨与晚上睡前 1 小时空腹服用为好，如若空腹服用有胃肠不适则改为饭后服或减量服用。膏方宜储放于冰箱冷藏室或阴凉处，以防霉变。

第五节　普适膏方和量身定制的膏方有什么不同

普适膏方以特定方子为名，膏方主要适用于补虚扶弱、抗衰延年、纠正体质状态、防病治病等四种情况。气血不足、五脏亏损、体质虚弱或因外科手术、产后以及大病、重病、慢性消耗性疾病恢复期出现的各类虚弱症状，都可在冬令向医师咨询应当如何进补膏方，它能有效地促使虚弱患者恢复健康，增强体质，改善生活质量。现代很多人会整理古代医家之经验，按照特定方子整合做成固定的膏方，例如：固元膏、十全大补膏、八珍膏、龟鹿二仙膏等等。这类方子多以补益为主，但它们功效各有不同，固元膏适合气虚、肾虚人群服用，高血脂、高血糖人群不适宜，服用就可能会有不良反应。大多普适性的膏方会标明适用的体质、症状，但是仍需要经过医生辨证之后再用。若体质与药方不相符，用起来效果不好，甚至有时会伤害身体。

　　量身定制的膏方是中医大夫经过四诊之后，根据患者的具体身体状态予以最适合患者体质及疾病状态的方子，除了补益之外亦有多种治疗作用，效用是明显优于普适性膏方的。经过多年的临床应用证实，针对患者不同病症开列的膏方可以治病防病，尤其对于康复期的癌症病人，易反复感冒的免疫力低下的患者，在冬令服食扶正膏滋药，不仅能提高免疫功能，而且可以滋养身体，储存能量，有助于来年防复发，抗转移，防感冒，增强抵抗力。

　　随着生活水平的提高，人们开始越来越重视身体，追求身体的健康、养生意识增强，但是，随之也带来了诸多问题，"过度治疗"也成为一种社会常见的养生保健误区，这种现象也进入了大家的视线范围。引申到养生领域，就是过分讲究进补，"恶补"或"猛补"常有发生。不管是食补还是药补，对于体质虚弱及老年人来说都是有帮助的，这类人群进补比较适宜。体虚者应根据其气虚、血虚、阳虚、阴虚等虚证分别选用适当方法进补，才能收到良好的效果，但是现代人群往往是虚实结合，不仅有虚证，仍有各种实邪存在人体导致复杂的病理，这就需要我们不可私自服用膏方，一定要在医师的指导下服用膏方，方可达到事半功倍的效果。

第六节　开膏方需要找专业医生吗

　　开膏方的医生需具备扎实的中医功底，有丰富的中医知识和诊疗经验，根据人的不同体质与证候的需要，进行药物的配伍组方。除了要为病人望、闻、问、切之外，也要详细地询问既往和现在病史、症状，了解其体检情况，然后对症下药，才能取得理想疗效。另外，开膏方讲究"天人合一"，在配制时不仅要看准个人的体质类型，结合当时的身体状况，还要考虑气候、地理、生活习惯等因素。一料膏方所体现的内涵远比想象中要丰富得多。因此，选用膏方最合理的做法还是应该一人一方。人们首先应到医院就诊，请医生判断是否需要进补，不适合进补的人群不应随意进补。如果明确需要进补，则应先请专业中医师判断患者属于何种体质，比如阴阳不平衡、气滞血瘀、气血不足，还是肝肾亏虚等，然后再对症下药，找专业人士，熬制膏方，并在专业医师的指导下服用，而且服用要适量。一些价格实惠、药方经典的传统成品膏，因其所用药材大多平和，可满足一般大众化的进补需求，但在改善症状方面，就很难达到目的了。即使是传统经典膏方，也未必人人都适用。

第七节　医生开补益膏方时为何要顾及脾胃

脾为后天之本，脾虚会导致气血生成的源头匮乏，若脾虚时间久了，就会导致全身衰弱。冬令进补，补药大多滋腻障碍脾胃，服用过多往往易伤脾胃。并且，经过春夏两季，气候、饮食因素都会降低正常人的脾胃功能。脾胃为消化食物、运行人体营养物质的功能器官，脾胃功能正常，则营养充足，气血不衰，既利于驱邪，也利于扶正；反之，脾胃功能失常，就会对攻邪与扶正产生障碍。况且，脾胃也能消化运用药物，倘若脾胃功能失常，则虽有对证之药，也会导致药效的下降，甚至无用。临床实践证明，脾胃之气旺盛，即使有重病，疾病的治疗也会比较容易，反之，脾胃功能下降，即使疾病轻浅，治疗效果也会打折扣。因此历代的医生，特别是金元时期李东垣《脾胃论》问世以后，"治病必重脾胃"之说，得到了极大的继承和发扬。不仅在使用膏方时，在所有疾病的治疗中都应关注脾胃的运化功能是否正常。

一、服用膏方有碍于脾胃吗

膏方大多滋腻，而滋腻的食物会影响胃肠，脾胃功能虚弱的人，在应用膏方的时候有时会造成胃肠功能进一步下降，故在使用膏方之前顾护脾胃尤为重要，脾胃功能良好方能更好地吸收。脾胃功能不好，消化慢，痰湿重的人，在吃膏方的时候要注意服用"开路方"。

二、服用膏方的同时，饮食上有什么注意事项

服膏方时亦忌浓茶、咖啡、辛辣刺激性的食物，因为这些食物会妨碍脾胃的消化功能。吃膏方时肠胃不能有过多的痰湿、湿热或者寒湿。消化不良的患者，或正处疾病发作期如感冒或气管炎急性发作时都不能吃。吃膏方前要把风寒暑湿燥等外邪及时地清理出去，外邪未清就贸然进补，只会闭门留寇。吃膏方过程中如有急病也应暂停，等治愈后再吃。对于有慢性病或年老体弱之人，不可用重剂，宁可再剂，否则胃气受损，得不偿失。

还有很重要的一点就是应当注意饮食。大鱼大肉含有大量蛋白质和热量，多吃不仅会降低肠胃的蠕动能力，造成便秘，还会影响消化吸收。故进补膏方前，富含脂肪、蛋白质和油腻等滋腻的食物都应少吃，酒亦应少喝，日常

饮食应以清淡为主。服膏期间，宜忌生冷、油腻、辛辣、不易消化的食物，不宜饮浓茶。如膏中含人参、黄芪等补气药物时，应与生萝卜分时服用。如果突然出现感冒发热、伤食腹泻、胸闷腹胀、咳嗽咯痰等急症时，应暂停服膏，严重者应及时就医。

第八节　何谓"开路方"？服用膏方是否要先服"开路方"

"开路方"一般以医生根据辨证论治开出的汤剂最有针对性，通常提前2～3周服用。除汤剂外，也可在医生的指导下服用一些中成药，如藿香正气片、香砂六君丸、参苓白术片、健脾丸、胃炎合剂等作为"开路方"。

膏方作为滋补膏剂，内含许多滋腻的药物，本来就难以消化吸收，而脾胃运化功能较差的人，平时可能就表现出脘腹胀满、胃口不佳、消化不良、舌苔厚腻等症状，如不加以调理就服用膏方，不但膏方的吸收受到影响，而且会出现不适加重的情况。所以，这类人在服膏方前，需要由医生开立"开路方"，以健脾助运、理气化湿，改善脾胃功能，帮助膏方吸收。有的人体质非常虚弱，身体机能很差，如直接服用大量的滋补药，可能会出现"虚不受补"的情况，加重病情。此时由专业医师经辨证后先试予口服调补汤剂，观察服用者的反应，如果没有不适，再开具正式膏方。如果服用后出现病情加重，说明暂时不适合服用膏方，则需先行汤剂调理脏腑功能。这也就是用"开路方"先行探路的意思。有的人素体有痰、湿、瘀、热等病邪内蕴，这就需要在服用膏方前，先吃"开路方"以起扫除障碍之功效，避免出现"越补越重"的情况，通过开路方也可以帮助膏方更好地吸收。有些人并不清楚自己是否有宿疾，这也需要医生先进行望闻问切之诊断，判断患者是否适合服用膏方。

除此之外，开路方还有一个功能，就是"投石问路"。膏方虽说处方灵活，可以随症加减用药，但一旦熬制完成，往往需要连续服用一至两月。有些人初次服用膏方，会出现这样或那样的不适应症状，此时再想调整处方可就不太方便了。因此，会先使用汤药进行1～2周试探性调补，观察其服药反应，再在正式开具膏方时作适当调整。所以说需不需要开路，要根据患者具体身体状况来做调整。

第九节 膏方常用的胶类、糖类、细料都有什么

一、胶类

胶类是指以动物的皮、骨、甲、角、肉等药为原料，用水煎煮、去渣取汁、浓缩而成的不定型胶状物质。在常温时呈半透明的固体状态，加热则熔化，能溶于水，形成胶体溶液，制备膏方时加入胶类制剂有助于收膏成形，增加药汁的黏稠度，此外胶剂本身也有很好的药物功效。制备膏方常用的胶类中药有阿胶、龟甲胶、鹿角胶、鳖甲胶等。

1. 阿胶

阿胶为马科动物驴的皮去毛后经过熬制而成的固体胶块，因主产于山东阿县(今山东东平县)，且以当地阿井之水煮胶而得名。阿胶性味甘、平，具有补血止血、滋阴润燥的功效，适用于血虚、阴虚及各种出血病证。脾胃虚弱、消化不良者慎服。

2. 龟甲胶

龟甲胶是龟科动物乌龟的甲壳熬煮成的固体胶块。龟甲胶性味甘、咸、平，具有滋阴养血、益肾健骨的功效，适用于阴虚血亏、骨蒸潮热、吐血衄血、肺热咳喘、烦热心悸、崩漏带下等病证。脾胃虚寒者忌服。

3. 鳖甲胶

鳖甲胶是鳖科动物中华鳖的背甲经煎熬取汁、浓缩冷凝而成的固体胶块。鳖甲胶性味咸、平，具有滋阴潜阳、软坚散结的功效，主要用于阴血亏虚、骨蒸潮热、癥瘕积聚等病证。脾弱泄泻者忌服。

4. 鹿角胶

鹿角胶是梅花鹿或马鹿的角煎熬所得胶液经浓缩、冷凝制成的固体胶块。鹿角胶性味咸、温，具有补血益精的功效，主要用于肾阳不足、精血亏虚、虚劳羸瘦、心悸健忘、阳痿遗精、崩漏带下等病证。阴虚阳亢者忌用。

由于各种胶的来源不同，其功效也各不相同。在配伍胶类中药时应根据其不同的功效特点，根据患者病情和体质辨证选用。此外，胶类中药因药性黏腻，不宜将数种药胶任意叠加使用，以防滋腻碍脾，脾胃虚弱者更不能随意滥用。

二、糖类

膏方中添加糖类或蜂蜜，可以矫正中药苦味等不适气味，增加膏体药物浓度，使膏滋药具有良好的稳定性，不易变质。适用于膏滋药加工的糖有多种类型，不同类型的糖因品质不同，所制得的膏滋药在质量和功效上略有差别，一般以冰糖为宜，胃病者用饴糖，便秘者加用蜂蜜。

1. 冰糖

冰糖是白砂糖加工而成的结晶，因形状似冰块而得名，质量优于白砂糖。冰糖性味甘、平，无毒。具有补中益气、和胃润肺的功效。

2. 红糖

红糖是一种未经提纯处理的糖，又称红砂糖或黄糖。红糖中钙、铁等元素的含量是白糖的 3 倍，尚含有维生素 A、维生素 B_1、维生素 B_2 等多种维生素和锰、锌等一些微量元素。因此，红糖的营养价值相对白糖要高。红糖具有补血、破瘀、疏肝、驱寒等功效，民间多用于产妇、儿童及贫血患者，作为营养补充和辅助治疗。

3. 饴糖

饴糖是一种呈稠厚液体状态的糖，又称"麦芽糖"，是由米、大麦、小麦、粟米等粮食经麦芽作为催化剂，使得淀粉水解、转化、浓缩而制得的糖。饴糖性味甘、温。具有缓中、补虚、生津、润燥的功效。

4. 白砂糖

白砂糖是把甘蔗（我国南方）或甜菜（我国北方）压榨后的蔗汁（甜菜汁）或粗糖液经过亚硫酸法或碳酸法清净处理后，再经蒸发浓缩、结晶及干燥后得到的洁白晶型砂糖。经常喝些白糖水，对便秘或轻度膀胱炎均有一定的疗效。具有滋阴润肺，和中益脾，生津止渴，利咽喉，解酒等作用。

5. 蜂蜜

蜂蜜是蜜蜂采集花粉酿制而成的，其质量会因蜜蜂的品种、花源、地理环境等的不同而有差异。蜂蜜中占 70% 比例的成分是果糖和葡萄糖，另含有少量的蔗糖、麦芽糖、有机酸、多种维生素、酶类、多种矿物质等丰富的营养成分。蜂蜜生则性凉，熟则性温，生蜜一般需要经过加热炼制成熟蜜方可使用。熟蜜又称"炼蜜"，是将生蜜加适量水煮沸，滤过，去沫及杂质，经适当加热浓缩而成。炼蜜药性甘而平和，气味香甜，具有补中润燥的功效。

由于各种糖在有水分存在时都会出现不同程度的发酵变质，其中尤其以饴糖最为明显，因此，用于收膏的糖在制备膏方前都应加以炼制。膏方中糖的配伍用量有一定比例，一般不超过中药提取浓缩所取得清膏量的 3 倍。通常情况下，一料膏滋药可用 500g 红糖或者用 500g 冰糖收膏，若单用蜂蜜或饴糖收膏，其用量也均控制在 500g 左右。实际使用中，医生处方用红糖或冰糖收膏的同时，往往根据患者的个体情况，再选用 200 ～ 300g 饴糖或蜂蜜。

三、细料药的品种来源主要有以下几类

人参类，如生晒参、西洋参、红参、朝鲜参等。

贵重的动物药，如羚羊角粉、鹿茸片、海马、海龙、紫河车粉、坎炁、蛤蚧粉、珍珠粉、猴枣散等。

贵重的矿物药，如飞琥珀（琥珀细粉）等。

贵重的植物药，如西红花、川贝粉、三七粉、枫斗等。

贵重的菌藻类药，如冬虫夏草、灵芝、灵芝孢子粉等。

药食两用的补益药，如黑芝麻、胡桃仁、枣泥、龙眼肉等。

此外，其他一些特殊的中药如鲜竹沥、青黛等也属此列，具体药物功效我们后文介绍。

第十节　荤膏和素膏的区别

膏方的制作加工分为煎煮、浓缩、收膏、盛装等环节。在收膏时，根据膏方所采用的糖与胶类的不同，膏方又有"荤膏"和"素膏"的区别。

"荤膏"是指在膏方的配伍中选用了阿胶、龟甲胶、鳖甲胶、鹿角胶等动物来源的胶来收膏的膏剂。这些胶类中药不仅在制剂加工时有助于收膏成形，而且具有很好的滋补功效，其效力强于一般的中药材。荤膏由于富含动物胶类或动物药，属于中医的血肉有情之品，对于长期气血亏虚，一般草药汤剂进补乏力的人群来说，荤膏的滋补作用更加有效，一些病人在服用完一料之后就有脱胎换骨的变化，精气神会有一个大的变化。因此，荤膏更适用于贫血、术后气血两伤、骨质疏松、更年期早衰、不孕不育等与肝脾肾不足有关的慢性病患者或体质不足的人群。

"素膏"则不采用动物来源的胶，素膏只由草药熬制浓缩加工而成，不使用胶类，而是使用砂糖或蜂蜜这些糖类物质来代替，所以也被称为"糖膏"

或"蜜膏"，相对于荤膏滋腻较弱，更利于被人体吸收。大部分人群都开始注意且倡导日常的养生保健，身体大多不缺乏营养，所以这类人群不大适合侧重于温补的"荤膏"。这类人群因为工作压力大，应酬多，经常熬夜加班，导致阴津损耗严重，体质越来越偏于阴虚，不大适合温补阳气的药物，而是更适合侧重于"调理"的"素膏"。中医养生与疗疾讲究因人、因时、因地制宜，并强调辨证论治的个体化调理，膏方亦不例外。由于膏方需要服食较长一段时间，通常是一到两个月，因此膏方的对症与否非常重要。然而具体选用荤膏还是素膏也是因人、因时、因病而异的，需要具有开具膏方资格的资深中医专家来开具。

现代日益繁忙的生活中，人们因为劳累大多认为自己"虚"，所以会在日常养生保健过程中频繁服用一些进补的药材。然而由于现代生活水平的提高，人们平时饮食肥甘厚味，其实身体是不缺乏营养的，而大部分是营养过剩，甚至累积成病，导致各类病理产物累积在身体上，还有一些本身已经是"四高"人群——高血脂、高血压、高血糖、高尿酸。这些人群若仍频繁使用动物胶类膏方进补，只会滋腻碍胃，增加代谢障碍，加重"四高"的症状。

一般来说，素膏价廉，荤膏昂贵。但是，开膏方不是越贵越好，也并不提倡人人进补，一个家庭中所有成员同时服用同一付膏方的做法更是不可取的。现代一些片面养生知识的宣传，导致一些人群迷信补药和贵药，认为补品多多益善，甚至认为价格越昂贵、补益作用越大。然而事实是，滥用或误用不对证的补品、补药，不但会导致浪费，甚至有时会出现矫枉过正的不良后果。例如：肠胃消化不良、虚不受补、阴虚内热之人则应该先改善脾胃功能，若过分补益反而容易火上加油；感冒、下痢表邪未去时，或湿热未除，此时都不宜进补，会导致邪气留恋，甚至关门留寇，疾病进一步加重。

因此，进补一定要讲究辨证辨人辨病进补，做到有的放矢。

第二章

膏方的制作服用和注意事项

第一节 膏方的组方原则和用药剂量

膏方的用药遣方、组方原则和我们日常所用方剂一样，都需要根据患者的具体临床表现及体质特点来确定药物及配伍，都要遵循君、臣、佐、使的用药配伍原则。由于制作膏方的过程比较繁琐，制备一料膏方，往往需要较长时间，因此膏方的组成大多数为 1～2 个复方，所含药物也比较多，有 30～50 味中药，而且大多会加入两味胶类药物构成全方。膏方的药物组成也要注意寒热温凉并用，动静相宜，补泻结合，最终以体现滋补功效为主。在制备膏方的过程中，原料必须选用道地药材，药材纯正，制作出的膏方才能发挥确切的疗效。制作膏方必须严格操作，生产工艺必须精细，煎煮浓缩的时间必须到位，这样才能制作出真正有效、益寿延年的精品膏方。

临床运用膏方，多是在给予普通汤剂处方诊治有效之后，在病情基本稳定或辨证明确的基础上。各医家在运用药物和剂量上虽然有不同的习惯，但普通汤剂药味多在 10～20 味，重量约为 150g。然而膏方多是在此有效处方基础上，药味增至 20～30 味，每味药重量增大 10～15 倍以上，形成有效的膏方剂量，因此制成一料膏方的重量应该在 1500g 以上，过少则不容易制作。另外还需要加胶类辅料 200g，加糖或蜂蜜 500g（可根据患者证候和喜好适当调节），一般可以服用一个月以上。也可根据具体情况，调整药品和辅料。

关于药物用量问题，古今医家曾作了很多考证，但迄今仍很难得出定论。因此，古代方书所记载的膏方中药物用量，仅作为参考，可根据方中各药的用量比例，探索其配伍意义。临床所开膏方的剂量，是按中药学及近代医案中的常用剂量，具体应结合不同年龄、地区、体质特点以及病情等情况，合理使用。

第二节 膏方制备的场地和设备

首先，膏方制作需要场地，一般分为制备间、制作间、凉膏间、成品间。

准备间用于每料膏方中药饮片核对、细料贵重药称量核对等。制备间要具备良好的排风排水设备、煤气灶或者不锈钢蒸汽夹层锅。凉膏间的温度应控制在 20℃以下，相对湿度应控制在 55%～75%，并保持整洁。每天不少于 2 次的紫外线消毒，每次不少于半小时。

制作间面积不少于 20m²，凉膏室面积一般不少于 5m²。如果膏方熬制的量大，面积应相应扩大。地面要有防滑吸水的地砖或涂层，并配备排水设施。必须装有纱窗防止蚊蝇或其他昆虫进入。墙面必须贴有白色瓷砖，顶面应用合适材料（无毒、不易脱落、易于清洁处理的材料）吊顶。除外照明灯，制作室必须安装紫外灯，每天开始熬制膏方前半小时进行紫外线消毒。工作人员进入房间前要关闭紫外灯，防止紫外线灼伤。凉膏间所用货架应保持清洁卫生，盛膏容器应经消毒烘干后备用。

制备膏方常用的设备有：膏方机、膏方包装机、不锈钢锅具（不可选用铝锅、铁锅等）、不锈钢筛网。药液粗滤根据药液稠度和过滤的难易，可选用 24～40 目的不锈钢筛，合并两次或三次药液经过沉淀后再选用 80～100 目（也可使用 120 目）的不锈钢筛过滤。

药液存放的工具首选不锈钢桶，其次选用无毒的塑料桶如聚乙烯、聚丙烯桶，必须带盖子。严禁使用聚氯乙烯桶，药液不能长久储存，特别是温度很高的煎液，最好不要用塑料桶存放，以防药液的某些成分与塑料起化学反应，影响效果的同时也有可能产生对人体有害的化合物。搅拌片（木质或竹制均可，亦可使用不锈钢制品）用来在药物煎煮过程中进行搅拌，且多搅拌有利于药材中有效成分的析出。

第三节 膏方的制备方法

膏方的制作流程一般为配方，浸泡，煎煮，浓缩，收膏，存放等几个部分。下面对这些流程进行详细讲解，让大家看到以及体会到中医传统膏方的制作魅力：

一、配方

医师根据患者的具体身体情况，通过望闻问切等中医诊断方式对患者进行诊断，然后开具适合其身体状况的处方及胶类、糖类、细料，准备好所有药物，准备制备。

注意事项：

最佳方式是找专业的中医师来开具适合您本人的处方，尽量避免自己随意搜索资料来进行膏方的配方，以防用药发生危险，抓药时应在正规医院或者药房进行抓药，以防用到次品药降低疗效甚至发生危险，若是自己在药房抓药则应询问药物各种不同的煎煮方式，包括先煎、后下、包煎、冲服、烊化等，应提前询问以防止在煎煮时浪费药效或者造成其他不必要的麻烦。

二、浸泡

在膏方的制备中非常重要，制备人员依照医师处方，核对药材，将胶类、贵重药材、细料药材和需要特殊处理的药材进行分检，然后将其余药材洁净处理后装入干净布袋中置砂锅内（最好选用砂锅，也可以用搪瓷锅或者不锈钢锅，但是禁用铁锅，以免产生化学反应），加入 8～10 倍量清水，一般以高出药物平面 10cm 为宜，通常需要浸泡 8～12 个小时左右，让药材充分吸饱水分，只有这样，才能使药物的有效成分浸出，以更好地保证膏方的质量。

注意事项：

药材无需清洗，有些药物里边的成分是溶于水的，所以一旦冲洗的话，上边有些成分就可能被冲洗掉，丢失掉原有的药效，所以建议在煎中药之前，最好是不要冲洗，以免给药材的药效造成损失，而不会对患者的病情产生相应的好的疗效。

浸泡的水最好是使用凉开水，一般来说，在正式煎中药之前是需要两次的浸泡的，用来浸泡的水也是相对比较有讲究的，主要是未烧开的水当中含有一些成分会影响药物的疗效，所以最好是使用凉开水。

某些包煎的药物，如旋覆花、蚕沙、车前子等需用纱布包好后投入，而贝壳类、矿物类药物最好也要包煎，因为膏方熬制一般是在冬季，所以浸泡时间相比于其他季节更长。

三、煎煮

煎药需煎透，把浸泡完全的药料上火煎煮。先用大火煮沸后，用小火煮 1 个小时左右，再转成微火，以沸为度，3～5 小时，药汁渐浓，即可用四层纱布过滤 3 次，过滤出头道药汁，再加清水浸润原来的药渣后，再次上火煎煮，煎法同前，此为二煎，待至第三煎时，气味已经淡薄，滤净药汁后即将药渣倒弃（如果药汁尚浓，还可再煎 1 次）。将前三煎所得药汁混在一起，静置后再沉淀过滤，以药渣越少越佳。

　　人参等细贵药材，为了避免浪费不宜与他药同煎，而用小火另煎浓汁，收膏时再将药汁冲入，或将其研成细粉调入。

　　注意事项：

　　煎药锅：使用砂锅或者是陶瓷锅熬煮，因为这两种锅化学性质是相对比较稳定的，所以一般是没有什么物质会影响药物的效果的，但是像铁锅、铝锅之类的话，则会导致很多的变量的产生，建议还是最好不要使用。而且这两种锅一般是锅底比较平实的，所以一般来说温度吸收的也比较均匀一点，药物疗效会更加的好，所以建议大家最好是使用这种锅。建议大家如果没有这种锅在家里的话，或者是对于煎中药不是太过熟悉的话，可以将这种煎中药的活交给专业的人士，这样能够把中药更好地熬煮出来，而不至于损失中药该有的疗效，得不偿失。

　　煎药锅锅盖：一般刚开始煎药时，需要先盖好锅盖，进行煎煮。当煮沸后，先让锅盖留些空隙，排出水蒸气。对于有些易挥发类、挥发油类或者名贵药材需要盖好锅盖，比如：薄荷、广藿香和西洋参等等。

　　搅拌：在煎煮中药时，需要不时搅拌药料，让药液充分煎透。

　　煎药水量：煎煮中药时，头煎加水量应包含饮片吸水量、煎煮过程中的蒸发量及煎煮后所需药量。二煎加水量应减去饮片吸水量。通常只能根据饮片质地疏密，吸水性能强弱，及煎煮所需时间长短来估计加水量。一般可行的做法是，头煎将饮片适当加压后，加水液面应高出饮片2～3cm，二、三煎水面没过药材即可。

　　煎药时间：膏方煎煮起码要五六个小时。一开始用大火煎，先煎到沸腾，再改用小火，一边煎一边搅拌去除表面泡沫。煮到3～6小时，过滤取出药液，药渣加冷水再煎。这样反复三次，合并药液。关键是一定要确保煎满"三汁"才行。"三汁"是非常有讲究的，第一汁是为了让药材可以充分吸收，第二汁是为了把药材的成分煎出来，第三汁是为了能让药材彻底吸收。一环扣一环，缺一不可。

四、浓缩

　　将滤净的药汁倒入锅中，进行浓缩，先用大火煎熬，加速蒸发水分，并随时撇去浮沫，使药汁慢慢变稠，再变用小火进一步浓缩，并不停搅拌，因为此时药汁转厚，极易粘底烧焦，当搅拌到药汁能滴在纸上不散开为度，此时便可暂停煎熬，这就是经过浓缩而成的清膏。

五、收膏

不同体质的人，收膏所用配料不同，如阴血不足者，可选用驴皮胶、龟甲胶；阳气虚弱者，可选用鹿角胶；阴阳两虚者，可选用龟鹿二仙胶；便秘者可选用蜂蜜；糖尿病患者需避免用糖类；肝病者别用黄酒浸胶等。

把烊化开的胶类药（阿胶、龟甲胶、鹿角胶等胶剂）与糖（以冰糖和蜂蜜为佳）倒入清膏中，如果用人参、冬虫夏草等贵重药物，要另外用小火熬成浓汁或研成细粉，在收膏时调入。用小火慢慢熬炼，并用铲不断搅拌，防止焦化，直到能拉扯成旗状，或滴水成珠即可。

注意事项：

收膏的标准是"滴水成珠"和"挂旗"。所谓"滴水成珠"，就是收膏时，取一点膏浇滴在水中，不会溶化，而是像珠子一样在水中；"挂旗"则是用竹片在膏里搅拌后拿出来，膏药会像一面旗一样挂在竹片上。

若处方中有药粉的，此时加入，搅匀即得（含挥发性成分或有效成分遇热易被破坏的药粉，应待温度降至50℃左右时加入，搅匀）。

在膏方制作完成后，首先让其充分冷却，才可加盖。

六、存放

膏方的收藏亦是重要的一环，如果收藏不当，极易发霉变质，影响药效。等制好的膏方冷却后，装入清洁的瓷质容器内（切记不要使用金属容器存放，以免产生化学反应），封的时候先不加盖，先用干净的纱布将容器口遮盖上，放置一夜，等到完全冷却后，再加盖。因膏方通常可服用4～8周，且膏方中糖分含量较高，有的还含有动物蛋白，温度过高容易变质发霉，所以最好放入冰箱，否则会变质而影响药效。

注意事项：

膏方由多味药材配伍熬制而成，不含任何防腐剂，在同样冷藏保存的条件下，瓷罐比其他材质盛器更安全。同时，一般膏滋药应放在阴凉处，如冰箱里或朝北房间，避免靠近厨房炉火边，以防温度过高而霉变。每天取用膏滋药时，不要每次换一只汤匙去掏，以免每天将水分带进罐里促进发霉。最好准备一个小罐，放上一个星期用量，吃完后再添加，既方便又卫生。

一定要清洁、干燥，不能留有水分，如果容器是陶瓷、玻璃类的，可以采取洗净后小火烘干，也可以在洗净后用微波炉烘干消毒的方法；如果容器属有机材料类的，可以在洗净后沥干，然后放在消毒柜中消毒，或用微波炉稍稍加热烘干水分即可；如果容器属于金属材料，可以在洗净后沥干用红外线消毒或用小火烘去水分。

不要将一料膏滋药全放在一个容器里，近期要服用的部分应该另外分装，暂时不吃的部分要密封。

七、膏方制作可能出现的问题及解决办法

1. 口尝有"砂粒感"

（1）制备中使用的器具，如浓缩设备、容器、搅拌用的棒子、竹片、筛网等这些器具清洗不干净，存在、带入或脱落灰屑。

（2）药汁中带入泥沙、药渣等异物。

（3）煎膏附料（如冰糖、核桃、芝麻等）中掺杂细砂、尘土、果壳等。

（4）因火候过大、胶未完全溶解等原因而引起粘锅结焦。

2. 容易出花

（1）使用的器具，特别是容器没有充分消毒。

（2）膏方制备中，如附料准备制膏间、凉膏间没有区分开来，造成交叉污染。

（3）膏质过嫩，水分控制不当，含水量较多。

（4）膏方制备完成，未完全散尽热量就加盖，使膏体凝结水珠。

（5）凉膏间潮湿，致使膏体表面凝结水汽和细菌。

3. 焦化

（1）在药材煎煮过程中出现焦化。这是由于浸泡时间不够久，药材没有充分吸收水分，在煎煮过程中继续吸收水分，造成焦化现象。

（2）在浓缩过程中出现焦化。由于浓缩过程中药液不断蒸发，药液中含水量减少，极易出现焦化现象。

4. 返砂

煎膏置放日久后，易产生糖与药汁分离或有颗粒状析出的现象，习称返砂。

制备中使用的器具要注意清洗，保持清洁，不要带入灰屑、纤维等杂物。药汁煎好后需过滤。药汁需静置24小时，取上清液，离心后浓缩。在浓缩中，要用筛子不停地捞去浮沫。需加入芝麻、核桃等附料的膏方，应注意

这些附料的清洁度，需认真淘洗、挑选，滤除泥沙，去除果壳。在收膏阶段，应避免火候太大，水分蒸发过快引起粘锅结焦。盛膏方的容器应消毒烘干以备用。加工制作的场地应与制作规模相适应，并有防虫、除湿、排风、降温等措施。各个工作区域应相对分开，防止交叉污染。浓缩收膏应能"挂旗"，且旗下无滴珠。膏滋药需经一夜冷却，第二天方能加盖。凉膏间应监测温湿度，温度控制在20℃以下，湿度控制在45%～75%；室内至少每日两次、每次半小时进行紫外线消毒；货架应保持清洁。严格要求操作人员按照膏方的操作规定进行操作，药材要经过充分浸泡，并在药材煎煮前加入足量的水，一般超过药面15cm，煎煮过程中应及时搅拌。煎煮完成后，在过滤药渣时要保证药液中的药渣去除干净(使用四层纱布过滤)，并注意及时搅拌，特别是后期更要不断地搅拌。炒糖要炒透(炒至老黄色)。

第四节 膏方的服用方法

一、冲服或含服

将每顿量膏滋，放入杯中，冲入白开水搅匀，使之溶化，服下。如果方中含有较多熟地黄、山萸肉、巴戟天等滋腻药，且胶类配药剂量较大时，因其更加黏稠，较难匀入水中，应该隔水蒸化后再服，也可将其含在口中溶化服用。

二、服用剂量

膏方的服用剂量，要根据患者的自身情况及药物的性质来决定，与其关系最密切的当是患者的消化功能，一般而言，应该从小剂量开始服用膏方，再逐步增加，其间也可根据自身具体情况做出调整。需要注意的是：极度虚弱的人或老年人，切忌求功心切，一次性大量服用，以免"虚不受补"；脾胃不好的人要根据胃口情况调整剂量，如每日先服用一汤匙，约10g，如果患者消化功能正常，或者病情需要，再改为早晚各一汤匙，以加强其治疗效果。一般一料膏方要服用4～6周，以每年冬至日服起，五十天左右，即头九至五九，或服至立春前结束，如果准备一冬服用二料方，服用时间应当适量提前。值得提醒的是：膏方最好在春节前服完，因为秋冬季人体对药物的吸收最好，到了春季，阳气升发，容易出现上火等症状。

第五节　服用膏方期间注意事项

1.忌用茶水冲服膏方，服用膏方期间也禁饮茶水，因为茶叶会解药性而影响疗效。

2.切忌食用萝卜，萝卜具有下气作用，会降低膏方疗效。

3.禁食生冷硬辣油炸烧烤及不易消化的食物：脾胃虚弱的患者，不管服用膏方与否，都需要注意这点。

4.忌食海鲜，以防海鲜之毒影响药物疗效。

5.如果出现感冒、发热、咳嗽、腹泻等症状，应该暂停服用膏方，等到疾病痊愈后再服用，因为膏方本身滋腻，生病后，胃肠消化吸收功能下降，服用膏方会加重病情。

6.若出现不良反应应停止服用：服用膏方期间，患者如果出现恶心、呕吐、心慌、气短等状况，应该立即停止服用，并尽早向开具膏方的医生咨询。

第六节　服用膏方时出现状况的解决建议

尽管服用膏方的对象不同，又有体质、病情的差别，但膏方的总体要求是以平和为准，在辨证论治的基础上，切合个体，一般不会出现不良反应。但因为服用膏方的时间一般较长，在这过程中，可能会出现一些轻微不适，根据各人体质不同，有以下十种可能出现的状况及解决建议：

一、服用膏方时出现便秘怎么办

服用膏方后出现便秘应该首先解决便秘。方法是：先停止服用膏方，如果停服后大便通畅，说明便秘与所服膏方有关，多数是因为膏方药性太热、太燥。继续服用膏方时，应适当减轻膏方的剂量，同时在饮食中，适当增加膳食纤维的摄入，多喝水，多吃些蔬菜、水果，或者早晨起来喝一杯淡盐水或蜂蜜水，一般都能解决此类便秘问题。

二、服用膏方时出现腹泻怎么办

服用膏方期间如果出现腹泻，应该暂时停止服用膏方。因为膏方中所含药物大多为一些补药，还包含滋腻的胶类、蜂蜜、冰糖等，且腹泻期间脾胃功能处于紊乱状态，如果继续服用膏方，脾胃负担将会进一步加重。这些补益之品，不但不能被人体吸收，造成浪费，而且还会使腹泻症状进一步加重，连正常饮食，都难以化为气血，病情会更加缠绵，更加难以好转。

三、服用膏方时出现新病怎么办

服用膏方期间，如果突然患了其他疾病，如感冒发热、咳嗽、咯痰、伤食腹泻、胸闷、腹胀等，说明此时情况已经发生了变化，就不能原封不动地用原来的方法治疗，而是应该暂时停服膏方，立即请医生诊治，先彻底治疗所患之新病，如新患感冒、咳嗽、咯痰，则应该先把感冒咳嗽治愈，所谓"祛邪务尽"，否则如同"闭门留寇"。若继续服用膏方不仅令人难受，反而使感冒咳嗽之症经久难愈。因此只有当新病痊愈，才能继续服用膏方。

四、服用膏方时出现皮肤瘙痒怎么办

有些患者对外界刺激特别敏感，如出汗、局部摩擦、药物过敏或者接触羽毛、染料、化妆品等均可引起皮肤瘙痒。还有一些慢性病患者，如糖尿病、甲状腺病、肝胆系疾病、痛风、肾功能不全、神经衰弱、肠道寄生虫感染、恶性肿瘤等患者均可出现皮肤瘙痒之症。中医认为，瘙痒症与风邪、血虚、湿热等因素密切相关。此类患者在冬令选用膏方进补时，如果忘了向医生谈及自己有皮肤瘙痒的症状，而且此时又恰巧患有头痛等症，在开具膏方时加入了像全蝎、蜈蚣等虫类中药，以致对此类中药过敏，而诱发瘙痒加剧。如果出现这种情况，应当暂时停服膏方。

五、服用膏方时出现胸闷、腹胀怎么办

膏方能否达到治疗及补养的目的，关键依赖于脾胃功能的强弱。脾胃功能旺盛时，可以根据病情需要，酌情加用胶类等血肉有情之品补养。当脾运失健时，服用膏方，就会出现胸闷、腹胀、食欲不振、大便溏薄、舌苔厚腻等现象。此时，就不应该再强调"虚者补之"的原则，而是应该先停用膏方，加服一些调畅气机、促进运化的药物。当脾胃功能健旺、气机调畅时，便能继续服用膏方。

六、服用膏方时出现食欲不振怎么办

如果发生食欲不振或伤食腹胀等情况，应该减少膏方的服用剂量，或者

加服一些能够帮助消化的药茶，如陈皮茶、山楂茶等。通常经过及时调整，此类现象便能得到有效改善，待好转后可继续服用膏方；如果出现胃部胀满不适或消化不良等较为严重的症状，应该停服膏方数日，等症状完全消失后，减少原有膏方剂量再服。

七、服用膏方时出现感冒发热怎么办

感冒发热时，人体的正常阴阳平衡被打破，脏腑功能也相应出现一些变化，脾胃运化功能受到影响，服用的膏方不容易被消化吸收，甚至还会引起胃部不适。所以，感冒发热时应暂时停服膏方，尽快治好感冒发热之症，再继续服用。

八、服用膏方时出现咳嗽痰多怎么办

服用膏方期间如果出现咳嗽痰多的现象，多是由于脾胃虚弱、运化无力，膏方不能被很好地吸收利用，反而助湿生痰，进一步上乘于肺所致。此时应暂时停用膏方，立刻请医生诊治。适当用些理气健脾、止咳化痰的药，以促进脾的运化功能，从根本上解决痰多问题，待咳嗽痰多的情况好转后，再服用膏方。

九、服用膏方时出现胃口不好、出血倾向怎么办

胃口不好一般是因为补益过腻引起的；如果有出血倾向，可能是由于药性偏温。遇到上述情况，不要将膏方轻易丢弃，应请开具膏方的医师做些修正，加用一些针对性的药与膏方同时饮服。

十、服用膏方时出现上火怎么办

膏方偏于温性，虽然医生在处方配制时会加入凉性药物，但有些人，在服用膏方时，也可能会出现上火的现象，此时要注意调整饮食结构，多吃一些偏于凉性的蔬菜和水果。

第七节　服用膏方的同时为何要进行食补

冬季人的血液大多在消化道、消化腺，消化酶分泌增多，消化功能增强，食欲旺盛，高热量食品的摄入需求增加，容易消化吸收，同时代谢降低，消

耗减少，并把营养藏于体内，正是食疗进补的好时机。中医讲究养藏之道，冬季是阳气内藏的时候，应该收敛起来，不能把阳气散发出去，进补的时候应该少吃辛辣发散的食物。

冬季进补吃什么呢？其实进补并不一定要名贵的药物才能补，在我们常见的食材中，也有很多滋补食物：

白萝卜：白萝卜中富含维生素 C 和维生素 A，具有清热生津、止血凉血的功效，还有消食、益脾胃等功效。

莲藕：莲藕可称之为蔬菜之王！煮熟之后放凉具有养胃滋阴、止泻的功效，与排骨同炖还可补血健脾。

白菜：白菜含有丰富的维生素 A 和维生素 C，性寒、味甘，具有通利肠胃、清热解毒的功效。白菜还有较多的粗纤维，在日常生活中经常便秘的人可以多吃。

豆腐：豆腐富含人体所需的铁、钙、镁等各种矿物质元素。两小块豆腐即可满足一天的钙需求量，豆腐是非常适合老年人和儿童食用的健康食品。

羊肉：羊肉向来都是冬季进补的非常重要的食材之一，具有益肾气、补中气等功效和作用。冬季适当吃点羊肉还能帮助消化，保护你的胃壁，同时能起到暖心胃、避寒等功效。

但是只是一味进补是不足的，在补益的同时要适当进行锻炼，饮食要均衡，早睡晚起，以符合冬季的养生准则。

第三章

膏方常用中药特点及应用

第一节　阿胶

产地：原产山东东阿县，现在处处皆有出产，多以驴皮熬胶入药。

阿胶具有很好的清热养阴效果，可以滋补肺阴、肝肾和阴血。适用于肺阴不足所导致的咳嗽、咳血，同样适用于妇女肝肾、阴血不足导致的闭经或者崩漏等。

【功效】补血止血，滋阴润肺。

【主治】用于血虚所导致的面无光泽，头晕，心慌，心烦，失眠，干咳少痰，吐血，便血，女子月经不调等病证。

【现代药理作用】①增强免疫功能；②改善血液功能；③促进钙的吸收。

【适宜人群】①女性早衰患者（皱纹、色斑增加）；②更年期患者（失眠、烦躁、潮热、盗汗、易怒）；③贫血患者；④免疫力低下的患者。

【使用禁忌】胃肠虚弱呕吐以及脾虚食物消化不良者应慎用。

第二节　鹿角胶

产地：鹿之角茸，产于我国东北西北地区。鹿科动物梅花鹿或马鹿的角煎熬而成的胶块。

鹿角胶具有补益气血，长肌肉，生骨髓，生精血，补肾安胎，强壮筋骨的功效。可用于治疗先天不足或后天肾气亏虚所导致的一系列病证：发育缓慢，不孕不育，四肢疼痛，崩漏等。还可用于治疗体弱所导致的疮疡、肿毒久不愈合。

【功效】补肝肾、益精血。

【主治】先天不足或后天肾气亏虚所导致的头晕、腰膝酸软、虚劳消瘦、不孕不育、月经不调等病证。

【现代药理作用】①增强免疫力；②促进红细胞的生成；③促进骨骼中钙质的转化；④促进新陈代谢；⑤消炎、消肿镇痛。

【适宜人群】①备孕夫妻，男性阳痿早泄、女性宫寒不孕等；②更年期以及老年骨质疏松、骨科术后人群；③熬夜加班、精神疲惫、体弱乏力、术后恢复人群；④老年痴呆、健忘、失眠人群。

【使用禁忌】壮年慎用，阴虚火旺者忌用。

第三节　龟甲胶

产地：生南海及湖水中。

龟甲可以滋养阴血，补益心肾，祛瘀血，续筋骨。治疟疾，风湿痹证，癥瘕，久泻久痢等。

【功效】滋阴潜阳、益肾健骨、补血止血。

【主治】常用于肾阴不足引起的潮热、盗汗、腰痛、遗精，以及小儿囟门不全、筋骨不健等；肺阴不足引起的咳血，衄血，烦热。

【现代药理作用】①加强吞噬细胞功能，增强免疫力；②抗肿瘤作用；③改善子宫功能，增强子宫收缩力；④改善甲状腺、肾上腺、脾脏功能；⑤改善神经功能。

【适宜人群】①男女不孕不育症；②更年期综合征；③肾阴亏损、肾阳不足或阴阳两虚人群；④老人和儿童身体虚弱、精神不振、腰腿酸软等辨证为肾虚证者；⑤慢性肾炎、狼疮性肾炎、慢性肾盂肾炎见腰酸、蛋白尿等；⑥阴虚潮热人群；⑦肺结核、骨结核等引起的低热；⑧肿瘤术后，身体虚弱者。

【使用禁忌】妊娠及虚而无热者均忌，凡使用时需研极细。

第四节　鳖甲胶

产地：处处都有，生水中。

鳖甲主要用于心腹积累的寒热，疟疾，劳热，能够消肿，下瘀血，可堕胎。

【功效】滋阴潜阳、退热除蒸、软坚散结。

【主治】阴虚发热，劳热骨蒸，虚风内动，经闭，癥瘕，疟疾。

【现代药理作用】①强壮，抗疲劳作用；②提高免疫力；③抑制结缔组织的增生，可消除结块；④可用于肝病所致的贫血。

【使用禁忌】脾虚食少、便溏、孕妇忌服。

第五节　膏方为何要用细贵药材

细料药一般是参茸类和其他贵重药物的统称，又称细贵药材，是处方中体现膏方补益虚损功效的重要组成部分。

膏方最主要的一个特点就是补益人体脏腑阴阳气血，而补益效果最好的便是这些细贵药材，大多数适宜服用膏方的人群都是以虚证为主，这些中药可以最大程度补益身体的虚弱，相对于一般的补益的药材效果更佳、速度更快。

再有一点就是，膏方在冬季最佳的补益时间只有一两个月，如何在最短的时间内补充身体至关重要，故应选择一些细贵药材以最大程度发挥疗效。

第六节　糖类在膏方中应如何应用

上文已经提到，常用的糖类有白砂糖、冰糖、饴糖、红糖、蜂蜜，一般膏滋药在加工的最后一步程序就是加入糖成膏。糖在膏方中主要起调味的作用，使膏方口感甘甜，更易被服用者接受，同时也有一定补益和帮助收膏的作用。各种糖在品质和功效上有所差异，应根据辨证的需要，在膏方的配伍中单用糖或者单用蜂蜜，或视需要选择糖与蜂蜜并用。一剂膏方的糖的用量一般为500g。

对于一些需低糖摄入的特殊人群，主要是糖尿病患者，处方时不宜用糖，可选择一些低热量的甜味剂作为替代糖。市售常见的有元贞糖等糖尿病患者用糖，以及在辅料试剂商店中销售的甜菊糖、木糖醇、阿斯巴甜等天然物提取制剂或人工合成的甜味剂。甜味剂的加入，可以增加膏滋的甜味，但不会提高血糖的水平，所以常用来作为替代糖。

糖类在膏方中所起的作用是矫味，同时还有赋形作用。有专家研究指出，人类长期食用的蔗糖是人类不可缺少的营养素，任何人工合成的甜味剂并不能取代蔗糖的作用，过多食用木糖醇有升高血中甘油三酯的可能性，同时可能引起腹泻，所以应该慎用。由此可见，膏滋药加工过程中各类甜味剂要慎用，用什么样的甜味剂，添加的比例大小、多少为适宜，应当严格按照产品使用说明，由药师严格把关，正确适度使用，不得滥用。

一、各类常用糖

1. 白砂糖

【功效】滋阴润肺，和中益脾，生津止渴，利咽喉，解酒。

【应用】胃中空虚或作痛；食鱼蟹导致的胃肠不舒服；吃大蒜、韭菜导致的口臭。

【适宜人群】除糖尿病外大多数人群。

2. 冰糖

【功效】养阴生津，补中益气和胃，润肺止咳。

【应用】噤口痢；脾虚食少；咳嗽痰少。

【适宜人群】除糖尿病外大多数人群，阴虚体质、肺燥咳喘者更适合。

3. 饴糖

【功效】补脾益气，缓急止痛，润肺止咳。

【应用】脾虚食少倦怠；虚寒腹痛；肺虚咳嗽。

【适宜人群】脾胃虚弱，体倦乏力者。

4. 红糖

【功效】温中暖肝，养血，散寒止痛，活血化瘀。

【应用】产后恶露不尽；血虚寒痛经，月经量少；虚寒性脘腹痛。

【适宜人群】常用于妇女产后及痛经，月经量少，受寒后脘腹疼痛等。

5. 蜂蜜

【功效】补脾益气，缓急止痛，润肺止咳，润肠通便，解毒。

【应用】脾虚食少倦怠；寒疝腹痛；阴虚燥咳；肠燥便秘。

【适宜人群】大部分人群可以选用，特别适用于十二指肠及胃溃疡，阴虚干咳，肠燥便秘者。

二、常用替代糖

1. 甜菊糖

甜菊糖的主要成分是甜菊糖苷，外观为白色粉末或结晶体，甜度为蔗糖的 200～300 倍，热量为蔗糖的 300 倍。作为一种新型糖原，经研究表明甜菊糖无毒副作用，是一种稳定性好、易溶于水且成本低廉的代糖品，目前已广泛应用于各类食品、饮料、药品等产品的生产加工中。由于大多数中药有不同程度的苦味，甜菊糖苷的甘草味容易溶入药中，与药物的苦味融合在一起，起到矫味的作用。

2. 木糖醇

木糖醇在 19 世纪末期被发现，是存在于许多水果、蔬菜之中的一种天然甜味剂，口感清凉，外观呈白色结晶粉末状，味甜，无臭，易溶于水。它不容易被人体吸收，可在缺乏胰岛素的情况下被代谢，产生的热量约为蔗糖的 40 倍，但甜度约为蔗糖的 90 倍，因此糖尿病患者可代糖使用。木糖醇能改善肝功能。临床尚作为营养药，能补充热量，改善糖代谢。

3. 阿斯巴甜

俗称甜味素。外观呈白色结晶粉末状，是由两种氨基酸组成，这两种氨基酸和我们日常食物如肉类、蔬菜、乳类食品中所含的蛋白质成分一样。其甜度是蔗糖的 160 ～ 200 倍，热量为蔗糖的 200 倍。

4. 元贞糖

元贞糖是以麦芽糊精、阿斯巴甜、甜菊糖、罗汉果糖、甘草提取物等配料制成的食用糖，其甜度相当于蔗糖的 10 倍，而热量仅为蔗糖的 8 倍。由于元贞糖在一般食品商店上柜销售，故是一种为广大消费者所熟知的低热量代糖品。

第七节　膏方中常用的补气药有哪些？有什么特点

气虚证的常见症状有：神疲乏力，头晕目眩，少气懒言，自汗，动则更甚，怕风，易感冒，劳累后加剧，舌淡，脉虚无力。临床上分心气虚、脾气虚、胃气虚、肺气虚、肾气虚、心肺气虚、肝胆气虚、卫气虚等证型。

气虚患者服用膏方可选用补益元气的中药，常用的有：人参、党参、黄芪、山药、白术、茯苓、炙甘草、五味子等。

1. 人参

【功效】大补元气，复脉固脱，补脾益肺，生津，安神。

【应用】免疫力低下与亚健康状态的人群都可以使用。适用于性功能低下者，内分泌失调、早衰女性，贫血的人群，糖尿病人群，四肢凉的人群，高血压或者低血压（人参具有双向调节血压的作用）、心脏功能下降的人群，平素易疲劳、脑力劳动强度大的人群。

【现代药理作用】①抗疲劳；②增强记忆、降低应激反应、抗抑郁；③保护心功能（保护心肌，强心，缓解心肌缺血）；④扩张微循环血管、改变脂代谢紊乱；⑤调节血糖及内分泌；⑥抗休克；⑦保护脑组织；⑧增强免疫；⑨抗肿瘤。

【使用禁忌】实热证、湿热证及正气不虚者禁服。不宜与茶同服。不宜与藜芦、五灵脂同用。

2. 党参

【功效】补中益气，健脾益肺。

【应用】身体虚弱的人群，患有慢性肾炎伴有蛋白尿，慢性贫血，萎黄病，白血病，血小板减少性紫癜以及佝偻病的患者。

【现代药理作用】①调整胃肠运动功能、抗溃疡；②增强机体免疫功能、造血功能；③抗应激；④强心、抗休克；⑤调节血压、抗心肌缺血和抑制血小板聚集等作用；⑥益智、镇静、催眠、抗惊厥等作用。

【使用禁忌】实证、热证禁服。正虚邪实证不宜单独应用。不宜与藜芦同用。

3. 黄芪

【功效】补气固表，利尿，托毒，排脓，敛疮生肌。

【应用】用于慢性肾炎伴蛋白尿、糖尿病、高血压、银屑病、心脑血管病等患者，自汗、气血两虚的人群，体质虚弱、容易感到疲劳的人群，脏器下垂的人群。

【现代药理作用】①强心；②提高免疫力，增强机体代谢能力；③抗肿瘤；④保护肝脏，抗衰老；⑤抗菌、抗病毒作用；⑥抗辐射，抗癌；⑦抗肾炎，利尿；⑧美容。

【使用禁忌】表实邪盛、湿阻气滞、肠胃积滞、阴虚阳亢、痈疽初起或溃后热毒尚盛者，均禁服。

4. 山药

【功效】补脾养胃，生津益肺，补肾涩精。

【应用】用于糖尿病患者，腹胀、病后虚弱者，慢性肾炎患者，长期腹泻者，秋冬进补的人，减肥的人，易患感冒的老人，消化不良的人，肾虚的人，心脑血管病患者，"老胃病"复发的患者，肺虚咳嗽的人，手脚发凉的人群。

【现代药理作用】①提高免疫功能；②改善消化功能；③降血糖、降血脂；④抗氧化、延缓衰老；⑤抗肿瘤；⑥促进肾脏再生修复；⑦调节酸碱平衡等药理作用。

【使用禁忌】湿盛中满或有积滞者慎用。实热邪实者忌用。低血糖者不宜长期大量服用。外用容易导致皮肤过敏。

5. 白术

【功效】补脾，益胃，燥湿，和中，安胎。

【应用】一般人均可食用，产妇、儿童及瘦弱者更宜食用。适宜气血不足者食用；适宜脾虚久泻、胃口不开者食用；对于体质虚弱、虚劳、怔忡、腰腿无力的人来说也是比较适宜服用的。

【现代药理作用】①明显且持久的抗利尿作用；②对胃肠系统有双向调节作用，能抗胃溃疡；③解痉、保肝、抗菌；④促进肠胃蠕动、利胆、抗氧化；⑤降血糖、抗凝血、抗菌；⑥扩张血管、抑制心脏、镇静等作用。

【使用禁忌】阴虚燥渴，气滞胀闷者忌服。

6. 茯苓

【功效】利水渗湿，健脾宁心。

【应用】茯苓适宜于一般人群。尤宜于水湿内困，水肿，尿少，眩晕心悸，胃口欠佳，大便不成形，心神不安，失眠、多梦者。

【现代药理作用】①预防胃溃疡，对肝损伤有防治作用；②抗癌作用；③加快心率；④利尿、抗菌作用，提高机体的免疫力；⑤降低血糖、降低胃酸。

【使用禁忌】阴虚而无湿热、虚寒滑精、气虚下陷者慎服。

7. 炙甘草

【功效】补脾和胃，益气复脉。

【应用】用于脾胃虚弱，倦怠乏力，心悸失眠等患者。

【现代药理作用】①控制心律失常；②治疗病毒性心肌炎。

【使用禁忌】不宜与海藻、京大戟、红大戟、甘遂、芫花同用。

8. 五味子

【功效】收敛固涩，益气生津，补肾宁心。

【应用】适宜盗汗者，心悸、多梦、失眠者，遗精、滑精者。

【现代药理作用】①调节机体免疫功能；②抗氧化及抗衰老；③护肝、诱导肝脏药物代谢酶；④镇咳祛痰，抗肿瘤；⑤降血糖；⑥强心；⑦增强机体适应能力；⑧抗溃疡；⑨抗肾病变；⑩抗菌等作用。

【使用禁忌】外有表邪，内有实热，或咳嗽初起、痧疹初发者忌服。

第八节　膏方中常用的补血药有哪些？有什么特点

血虚证的常见症状有：面色淡白或萎黄，唇舌爪甲色淡，头晕眼花，心悸多梦，手足发麻，妇女月经量少、色淡、后期或经闭，脉细等。

血虚患者服用膏方可选用补血的中药，常用的有：当归、熟地黄、白芍、阿胶、何首乌、龙眼肉、楮实子等。

1. 当归

【功效】补血调经，活血止痛，润肠通便。

【应用】当归为补血之圣药。月经不调的女性，血虚人群（常见症状有面色萎黄、唇爪无华、头晕目眩、心悸及肢体麻木），血虚便秘者（年老体虚、产后以及久病血虚肠燥便秘），心脑血管病患者，肿瘤化疗人群。

【现代药理作用】①促进造血功能；②抗血栓形成；③抑制血小板聚集作用；④降血脂；⑤抗心肌缺血；⑥抗心律失常；⑦扩张血管、降压；⑧调节子宫平滑肌功能；⑨增强机体免疫功能，保肝，抗辐射，抗损伤。

【使用禁忌】湿盛中满、泄泻者忌服。

2. 熟地黄

【功效】补血养阴，填精益髓。

【应用】适用于肾虚，长期腰酸腿痛，盗汗遗精的人群。

【现代药理作用】①降血压；②改善肾功能；③降低胆固醇和甘油三酯；④改善脑供血；⑤抑制血栓形成；⑥改善心肌缺血；⑦具有明显的补血作用。

【使用禁忌】本品性质黏腻，较生地黄更甚，有碍消化，凡气滞痰多、脘腹胀痛、食少便溏者忌服。重用久服宜与陈皮、砂仁等同用，防止黏腻碍胃。

3. 白芍

【功效】养血敛阴，柔肝止痛，平抑肝阳。

【应用】①心血管人群；②需柔肝止痛人群，③需补血敛阴人群；④经期腹痛人群；⑤护肤美容人群；⑥需改善气血人群(在中医理论中，白芍有养血的作用，可以治疗面色萎黄、面部色斑、无光泽等症状)；⑦易疲劳人群，增强人体耐缺氧的能力，能抗氧化、抗疲劳；⑧胃肠道疼痛人群。

【现代药理作用】①扩张冠状动脉；②有抗血栓和抗血小板聚集的作用；③调节机体免疫系统；④对肝脏有保护作用；⑤对胃液分泌有抑制作

用；⑥镇静，抗惊厥，镇痛，降温；⑦升高血压和增强心肌力量的作用；⑧抗炎抗菌作用。

【使用禁忌】阳衰虚寒之证不宜用。禁与藜芦同用。

4. 阿胶

【功效】补血，止血，滋阴，润肺。

【应用】为补血要药，治疗血虚诸证。①女性早衰患者（皱纹、色斑增加）；②更年期患者（失眠、烦躁、潮热、盗汗、易怒）；③贫血患者；④免疫力低下的患者；⑤患有风湿骨病、颈肩腰腿痛的中老年患者；⑥男性肾精亏损患者。

【现代药理作用】①强大的补血作用；②增强骨髓造血功能；③提高免疫力；④延缓衰老、美容养颜；⑤抗休克；⑥防止肌变性；⑦促进钙的吸收。

【使用禁忌】本品黏腻，有碍消化。脾胃虚弱者慎用。

5. 何首乌

【功效】制用：补益精血。生用：解毒，截疟，润肠通便。

【应用】眩晕，耳鸣，头发须白，腰膝酸软，神经衰弱，四肢麻木，高血脂，梦遗滑精，月经量多，带下不净，疟疾日久，疮痈及皮肤病患者。

【现代药理作用】①促进造血功能；②提高机体免疫功能；③降血脂，抗动脉粥样硬化；④保肝；⑤延缓衰老；⑥调节内分泌功能，润肠通便。

【使用禁忌】大便溏泄及湿痰较重者不宜用。

6. 龙眼肉

【功效】补益心脾，养血安神。

【应用】病后体虚，血虚萎黄，气血不足，神经衰弱，心悸怔忡，健忘失眠。

【现代药理作用】①抗应激作用；②抗衰老作用；③抗焦虑作用；④增加孕酮和促卵胞激素的含量；⑤促进生长；⑥增强体质；⑦治疗男性不育症；⑧治疗冠心病。

【使用禁忌】湿盛中满或有停饮、痰、火者忌服。

7. 楮实子

【功效】滋肾，清肝，明目，利尿。

【应用】腰膝酸软、虚劳骨蒸、盗汗遗精、头晕目昏，目翳流泪，眼目昏花，小便不利，痈疽金疮，老年痴呆症、不孕症、肝损伤、眼部疾病、腹腔积液等病。

【现代研究】①抗氧化；②抗老年痴呆、延缓衰老；③降血脂；④抗动脉粥样硬化、抗血小板凝集、抗血栓形成、防治心血管疾病；⑤增强机体免疫力、促进血细胞生成；⑥预防肿瘤；⑦保护肝功能；⑧治疗老年性白内障；⑨治疗男性不育症等药理作用。

【使用禁忌】虚寒证患者慎用。

第九节　膏方中常用的补阴药有哪些？有什么特点

阴虚证的常见症状有：头晕，耳鸣，失眠多梦，健忘，腰膝酸软，性欲亢奋，遗精，女子经少或闭经，或崩漏，形体消瘦，咽干口燥，潮热，五心烦热，盗汗，颧红，舌红少苔或无苔，脉细数。

血虚患者服用膏方可选用补阴的中药，常用的有北沙参、南沙参、百合、麦冬、天冬、石斛、玉竹、黄精、党参、枸杞子、墨旱莲、女贞子、桑椹、黑芝麻、龟甲、鳖甲。

1. 北沙参

【功效】养阴清肺，益胃生津。

【应用】干咳少痰、咳血或咽干音哑等证，口干多饮、饥不欲食、大便干结、舌苔光剥或舌红少津及胃痛、胃胀、干呕等证。

【现代药理作用】①降低体温和镇痛作用；②免疫抑制作用；③加强心脏收缩力。

【使用禁忌】不宜与藜芦同用。风寒咳嗽及中寒便溏者禁服；痰热咳嗽者慎服。

2. 南沙参

【功效】养阴清肺，清胃生津，补气，化痰。

【应用】干咳痰少、咳血或咽干音哑，肺燥痰黏、咯痰不利者可促进排痰。

【鉴别用药】北沙参与南沙参来源于两种不同的植物，因二者功用相似，均以养阴清肺、益胃生津（或补肺胃之阴，清肺胃之热）为主要功效。但北沙参清养肺胃作用稍强，肺胃阴虚有热之证较为多用。而南沙参尚兼益气及祛痰作用，较宜于气阴两伤及燥痰咳嗽者。

【现代药理作用】①抗辐射作用；②免疫调节作用；③抗肿瘤作用；④改

善学习记忆损害；⑤抗衰老作用。

【使用禁忌】禁与藜芦同用。

3. 百合

【功效】养阴润肺，清心安神。

【应用】干咳少痰、咳血或咽干音哑，失眠心悸，虚热上扰，神志恍惚，情绪不能自主、口苦、小便黄。此外，本品还能养胃阴、清胃热。

【现代药理作用】①止咳、祛痰作用；②可对抗组胺引起的哮喘；③有强壮、镇静、抗过敏作用；④对白细胞减少症有预防作用，能升高血细胞；⑤提高机体的体液免疫能力；⑥对多种癌症均有较好的防治效果。

【使用禁忌】脾胃虚寒患者慎用，孕妇、产妇、老年人、幼儿不宜大量使用。

4. 麦冬

【功效】养阴生津，润肺清心。

【应用】舌干口渴，胃脘疼痛，饥不欲食，呕逆，大便干结，伤津便秘，鼻燥咽干，干咳痰少、咳血，咽痛音哑，心烦、失眠多梦、健忘、心悸、怔忡、热伤心营，神烦、少寐者等。

【现代药理作用】①升高血糖，醇提取物则有降血糖作用；②能增强网状内皮系统吞噬能力，升高外周白细胞，提高免疫功能；③增强垂体肾上腺皮质系统作用；④提高机体适应性；⑤提高耐缺氧能力，保护心肌；⑥抗心律失常及改善心肌收缩力，降低心肌耗氧量，增加心肌能量供给；⑦镇静和抗菌作用。

【使用禁忌】脾胃虚寒患者慎用。

5. 天冬

【功效】养阴润燥，清肺生津。

【应用】干咳痰少、咳血、咽痛音哑，眩晕、耳鸣、腰膝酸痛，骨蒸潮热，咳嗽咯血等证，食欲不振、口渴、肠燥便秘。

【鉴别用药】天冬与麦冬，既能滋肺阴、润肺燥、清肺热，又可养胃阴、清胃热、生津止渴，对于热病伤津之肠燥便秘，还可增液润肠以通便。二药性能功用相似，相须为用。然天冬苦寒之性较甚，清火与润燥之力强于麦冬，且入肾滋阴，还宜于肾阴不足、虚火旺盛之证。麦冬微寒，清火与滋润之力虽稍弱，但滋腻性亦较小，且能清心除烦、宁心安神，又宜于心阴不足及心热亢旺之证。

【现代药理作用】①平喘、镇咳、祛痰作用；②扩张外周血管、血压下降、心收缩力增强、心率减慢和增加尿量；③增强体液免疫功能；④非常显著的抗细胞突变作用；⑤抑制肿瘤细胞增殖。

【使用禁忌】本品甘寒滋腻之性较强，脾虚泄泻、痰湿内盛者忌用。

6. 石斛

【功效】益胃生津，滋阴清热。

【应用】烦渴、舌干苔黑之证、胃脘疼痛、牙龈肿痛、口舌生疮、目暗不明、筋骨痿软、骨蒸劳热。

【现代药理作用】①促进胃液分泌助消化；②镇痛解热作用；③提高巨噬细胞吞噬作用；④升高血糖、降低血压、减弱心脏收缩力；⑤抑制呼吸的作用；⑥大剂量可致惊厥。

【使用禁忌】石斛有禁忌人群。石斛性清润，虚而无火，或是实热证、舌苔厚腻、腹胀者忌食；石斛能敛邪气，温热病不宜早用，如感冒初期；铁皮石斛还能助湿邪，湿温未化燥者忌食，铁皮石斛助阴，胃寒者食用，更伤阳气，因此也禁服。孕妇慎用。

7. 玉竹

【功效】养阴润燥，生津止渴。

【应用】适宜体质虚弱、免疫力降低、阴虚燥热、食欲不振、肥胖的人。

【现代药理作用】①提高巨噬细胞的吞噬能力；②促进干扰素合成；③抑制结核杆菌生长；④降血糖，降血脂，抑制动脉粥样斑块形成；⑤强心，抗氧化，抗衰老等作用。

【使用禁忌】脾虚便溏、痰湿内蕴患者慎用。

8. 黄精

【功效】补气养阴，健脾，润肺，益肾。

【应用】适用于长期服用降糖药物或者注射胰岛素的糖尿病患者；失眠和经常熬夜的人；嗜辛辣无度，胃有虚热，易上火的人；高血压、高血脂、有动脉粥样硬化倾向人群；免疫力低下者和肿瘤患者；想要美容养颜、乌发的人；想要减肥、减肚子的人；辟谷、修炼瑜伽、修道和禅修的人。

【现代药理作用】①提高机体免疫功能；②促进淋巴细胞转化；③显著的抗结核杆菌作用；④对多种致病性真菌有抑制作用；⑤增加冠脉流量及降压作用，并能降血脂及减轻冠状动脉粥样硬化程度；⑥对肾上腺素引起的血糖过高呈显著抑制作用；⑦抑制肾上腺皮质的作用和抗衰老作用；⑧降血压，降血糖，延缓衰老和抗菌等作用。

【使用禁忌】脾肾虚寒，咳嗽痰多或者是脾虚有湿以及中寒泄泻者。

9. 党参

【功效】润肺化痰，养阴和胃，平肝。

【应用】体质虚弱、气血不足、脾胃虚弱以及病后或者产后身体虚弱的患者可以适当食用党参，另外对于那些患有慢性肾炎伴有蛋白尿、慢性贫血、萎黄病、白血病、血小板减少性紫癜以及佝偻病的患者也可以通过服用党参来改善病情，甚至达到治疗的目的。

【现代药理作用】①降低血清胆固醇；②增强机体防癌抗感染的能力；③耐缺氧、抗高温、抗疲劳等作用。

【使用禁忌】肝火盛、气滞者不能服用，邪盛而正不虚者禁用，实证、热证禁服，正虚邪实证不宜单独应用。

10. 枸杞子

【功效】滋补肝肾，益精明目。

【应用】治疗精血不足所致的视力减退、内障目昏、头晕目眩、腰膝酸软、遗精滑泄、耳聋、牙齿松动、须发早白、失眠多梦以及肝肾阴虚、潮热盗汗、消渴、两目干涩等。

【现代药理作用】①对免疫有促进作用，同时具有免疫调节作用；②可提高血睾酮水平，起强壮作用；③对造血功能有促进作用；④对正常健康人也有显著升白细胞作用；⑤还有抗衰老、抗突变、抗肿瘤、降血脂、保肝及抗脂肪肝、降血糖、降血压作用。

【使用禁忌】凡有外邪实热，脾虚有湿及肠滑者忌用。

11. 墨旱莲

【功效】滋补肝肾，凉血止血。

【应用】肝肾阴虚，失眠心烦，耳鸣头晕，腰膝酸软等证。

【现代药理作用】①提高机体非特异性免疫功能；②保肝，促进肝细胞的再生，增加冠状动脉血流量；③镇静、镇痛；④促进毛发生长，使头发变黑；⑤止血、抗菌、抗阿米巴原虫；⑥抗癌。

【使用禁忌】脾肾虚寒者禁服。

12. 女贞子

【功效】滋补肝肾，乌须明目。

【应用】肝肾阴虚所致的目暗不明、视力减退、须发早白、眩晕耳鸣、失眠多梦、腰膝酸软、遗精、消渴及阴虚内热之潮热、心烦、目微红羞明，眼珠作痛、肾阴亏虚之消渴等证。

【现代药理作用】①增强非特异性免疫功能；②对异常的免疫功能具有双向调节作用；③对化疗和放疗所致的白细胞减少有升高作用；④可降低血清胆固醇，有预防和消减动脉粥样硬化斑块和减轻斑块厚度的作用；⑤能抗衰老；⑥有强心、扩张冠状血管、扩张外周血管、利尿、降血糖及保肝作用；⑦止咳、缓泻、抗菌、抗肿瘤、抗突变作用。

【使用禁忌】本品气味俱阴，老人当入保脾胃药及椒红温暖之剂，不然恐腹泻作痛。

13. 桑椹

【功效】滋阴补血，生津润燥。

【应用】①适合肝肾阴血不足者，少年发白者，病后体虚、体弱、习惯性便秘者；②患有风湿病、神经疼痛、筋骨疼痛的患者，女性闭经、月经不调患者；③身体虚弱、气血虚亏的中老年人；④水肿型肥胖人士，糖尿病、肺胃燥热者；⑤经常感到头晕目眩、耳鸣心悸，或烦躁失眠者可常喝桑椹干泡的水。

【现代药理作用】①促进淋巴细胞转化的作用；②增强免疫力；③促进造血细胞增长；④防癌抗突变；⑤抗衰老；⑥分解脂肪，降血糖，降血脂等。

【使用禁忌】体虚便溏者禁用。

14. 黑芝麻

【功效】补肝肾，润肠燥。

【应用】适宜肝肾不足所致的眩晕、眼花、视物不清、腰酸腿软、耳鸣耳聋、发枯发落、头发早白之人食用；亦适用于身体虚弱、贫血、高脂血症、高血压病、老年哮喘、肺结核、荨麻疹、习惯性便秘者。

【现代药理作用】①抗衰老作用；②降低胆固醇；③可降低血糖，并增加肝脏及肌肉中糖原含量，但大剂量下可使糖原含量下降；④所含脂肪油能滑肠通便；⑤抗炎。

【使用禁忌】脾虚便溏者慎用。

15. 龟甲

【功效】滋阴，潜阳，益肾健骨，养血补心。

【应用】适宜肝肾阴虚而引起的头目眩晕、阴虚内热、骨蒸潮热、盗汗遗精者，肾虚之筋骨不健、腰膝酸软、步履乏力，以及小儿鸡胸、龟背、囟门不合等；也适用于阴血不足，心肾失养之惊悸、失眠、健忘等证；此外，本品长于滋养肝肾，还能止血，尤宜于阴虚血热，冲任不固之崩漏、月经过多等证。

【现代药理作用】①增强免疫功能；②有解热、补血、镇静作用；③抗凝血、增加冠脉血流量和提高耐缺氧能力等作用；④提升白细胞数量的作用。

【使用禁忌】妊娠及病人虚而无热者，均忌。凡使用时需研极细，否则留滞胃肠，能变癥瘕。

16. 鳖甲

【功效】滋阴潜阳，退热除蒸，软坚散结。

【应用】长于退虚热、除骨蒸，可用于温病后期，阴液耗伤，邪伏阴分，夜热早凉，热退无汗；宜于阴血亏虚，骨蒸潮热，阴虚风动，手足瘛疭者。

【鉴别用药】龟甲与鳖甲，均能滋养肝肾之阴、平肝潜阳。均宜用于肾阴不足、虚火亢旺之骨蒸潮热、盗汗遗精及肝阴不足、肝阳上亢之头痛、眩晕等证。但龟甲长于滋肾，鳖甲长于退虚热。此外，龟甲还兼有健骨、补血、养心等功效，常用于肝肾不足所致的筋骨痿弱、腰膝酸软，妇女崩漏、月经过多及心血不足导致的失眠、健忘等证。鳖甲还兼软坚散结作用，常用于腹内癥瘕积聚。

【现代药理作用】①增强免疫功能；②能保护肾上腺皮质功能；③能促进造血功能，提高血红蛋白含量；④能抑制结缔组织增生，故可消散肿块；⑤有防止细胞突变作用；⑥镇静作用；⑦强壮作用；⑧抗疲劳作用；⑨治疗贫血。

【使用禁忌】妊娠及病人虚而无热者，均忌。凡使用时需研极细，易于吸收。

第十节　膏方中常用的补阳药有哪些？有什么特点

阳虚证的常见症状有：畏寒肢冷，口淡不渴，或渴喜热饮，自汗，小便清长，或尿少，浮肿，大便稀溏，面色㿠白，舌淡胖嫩，苔白滑，脉沉迟无力。可兼有神疲，乏力，气短等表现。

阳虚患者服用膏方可选用补阳的中药，常用的有鹿茸（附药：鹿角、鹿角胶、鹿角霜）、紫河车（附药：脐带）、淫羊藿、巴戟天、仙茅、杜仲、续断、肉苁蓉、锁阳、韭菜子、补骨脂、益智仁、菟丝子、沙苑子、蛤蚧、核桃仁、冬虫夏草、胡芦巴、阳起石、紫石英、海狗肾（附药：黄狗肾）、海马、哈蟆油、羊红膻。

1. 鹿茸

【功效】补肾阳，益精血，强筋骨，调冲任，托疮毒。

【应用】中老年人，40岁以上的中年男性及体质较差的老年人、怕冷者。鹿茸可恢复并促进精力，用于肾阳不足、腰酸背痛、疲劳过度的中青年。鹿茸具健脑安神、增强人体免疫力等功效，适于头晕耳鸣、失眠健忘、出虚汗、贫血者。鹿茸具极佳的生肌消炎功效。鹿茸能治疗虚冷、崩漏、带下、产后贫血及宫冷等妇科疾病。

附药：鹿角、鹿角胶、鹿角霜

鹿角为梅花鹿和各种雄鹿已成长骨化的角，能补肾助阳、强筋健骨，可做鹿茸之代用品，唯效力较弱，兼活血散瘀消肿，临床多用于疮疡肿毒、乳痈、产后瘀血腹痛、腰痛、胞衣不下等。阴虚火旺者忌服。

鹿角胶为鹿角煎熬浓缩而成的胶状物。能补肝肾，益精血。功效虽不如鹿茸之峻猛，但比鹿角为佳，并有良好的止血作用。适用于肾阳不足，精血亏虚，虚劳羸瘦，吐衄便血、崩漏之偏于虚寒者，以及阴疽内陷等。阴虚火旺者忌服。

鹿角霜为鹿角熬膏所存残渣。能补肾助阳，似鹿角而力较弱，但具收敛之性，而有涩精、止血、敛疮之功。内服治崩漏、遗精，外用治创伤出血及疮疡久溃不敛。阴虚火旺者忌服。

【现代药理作用】①大剂量鹿茸精使心率减慢，并使外周血管扩张，血压降低；②中等剂量使心率加快；③抗衰老作用；④增强胃肠蠕动和分泌的功能，促进食欲，增强利尿作用，改善睡眠，增强记忆能力等作用。

【使用禁忌】凡阴虚阳亢，血分有热，胃中火盛，肺有痰热及外感热病未愈者均禁服。

2. 紫河车

【功效】补肾益精，养血益气。

【应用】阳痿遗精、腰酸、头晕、耳鸣、足膝无力、目昏耳鸣、男子遗精、女子不孕等；产后乳汁缺少、面色萎黄消瘦、体倦乏力等；肺肾两虚之咳喘。

【现代药理作用】①促进乳腺和女性生殖器官发育；②增强机体抵抗力，

具调节免疫及抗过敏作用。

【使用禁忌】脾虚湿困食少者慎服，表邪未解及内有实邪者禁服。

附药：脐带

脐带即胎儿脐带。系将新鲜脐带洗净，用金银花、甘草及黄酒同煮，烘干入药。能补肾，纳气，敛汗。常与人参、熟地黄等同用，治疗肾虚喘咳、盗汗等证。

3. 淫羊藿

【功效】补肾壮阳，祛风除湿。

【应用】阳痿，尿频，腰膝无力，腰膝冷痛，风湿痹痛，筋骨不利及肢体麻木。现代用于肾阳虚之喘咳及妇女更年期高血压，有较好疗效。

【现代药理作用】①增强下丘脑–垂体–性腺轴及肾上腺皮质轴、胸腺轴的分泌功能；②促进蛋白质的合成；③调节细胞代谢；④增加心脑血管血流量；⑤促进造血功能、免疫功能及骨代谢；⑥抗衰老、抗肿瘤等。

【使用禁忌】阴虚而相火易动者禁服。

4. 巴戟天

【功效】补肾助阳，祛风除湿。

【应用】阳痿，宫冷不孕，下元虚冷，月经不调，少腹冷痛，小便不禁，肾虚腰膝酸软无力，风冷腰胯疼痛，行步不利等。

【现代药理作用】①显著增加体重及抗疲劳作用；②增强免疫功能；③抑制胸腺萎缩及增加血中白细胞数量。

【使用禁忌】阴虚火旺及有湿热之证者忌服本品。

5. 仙茅

【功效】温肾壮阳，祛寒除湿。

【应用】命门火衰之阳痿早泄及精寒不育，小便频数，腰膝冷痛，筋骨痿软无力，须发早白，目昏目暗。

【现代药理作用】①促进抗体生成并增强其功效；②促进巨噬细胞增生并提高其吞噬功能；③增强免疫功能；④具有耐缺氧作用，抗高温作用，抗炎作用，抗菌作用；⑤抗肿瘤作用；⑥镇定、抗惊厥作用。

【使用禁忌】阴虚火旺者禁服，有小毒。

6. 杜仲

【功效】补肝肾，强筋骨，安胎。

【应用】各种腰痛或足膝痿弱，肾虚阳痿，精冷不固，小便频数，胎动不安或习惯性堕胎。治高血压病有较好效果，多与夏枯草、桑寄生、菊花等同用。

【现代药理作用】①抗衰老及抗肿瘤；②抗菌；③抗病毒；④降血压、降血脂；⑤抗氧化；⑥调节骨密度；⑦增强免疫等作用。

【使用禁忌】阴虚火旺者慎服。

7. 续断

【功效】补益肝肾，强筋健骨，止血安胎，疗伤续折。

【应用】阳痿不举，遗精遗尿，腰膝酸痛，寒湿痹痛，崩漏，胎动不安，跌打损伤，筋伤骨折。

【现代药理作用】①抗维生素 E 缺乏症；②对疮疡有排脓、止血、镇痛、促进组织再生作用；③促进子宫的生长发育；④对肺炎双球菌有抑制作用；⑤有杀死阴道毛滴虫的作用。

【使用禁忌】泻痢初起勿用。

8. 肉苁蓉

【功效】补肾助阳，润肠通便。

【应用】阳痿早泄，宫冷不孕，腰膝酸痛，痿软无力，肠燥津枯便秘，大便不通，小便清长，腰酸背冷。

【现代药理作用】①增强巨噬细胞吞噬能力，激活肾上腺，释放皮质激素的作用，可增强下丘脑 – 垂体 – 卵巢的促黄体功能；②抗衰老；③调整内分泌、促进代谢及强壮作用，增强免疫功能。

【使用禁忌】相火偏旺、胃弱便溏、实热便结者禁服。

9. 锁阳

【功效】补肾助阳，润肠通便。

【应用】阳痿，不孕，下肢痿软，筋骨无力，骨瘦，行步艰难，肠燥便秘。

【现代药理作用】①增强免疫功能；②促进性成熟；③降低血压；④促进唾液分泌作用；⑤显著增强肠蠕动，从而起到润肠通便的作用。

【使用禁忌】阴虚火旺，阳事易举，脾虚泄泻及实热便秘者禁服。长期食用，亦可致便秘。

10. 补骨脂

【功效】补肾壮阳，固精缩尿，温脾止泻，纳气平喘。

【应用】阳痿、腰膝冷痛、肾虚遗精、遗尿、尿频、滑精。

【现代药理作用】①对急性心肌缺血有明显的保护作用；②扩张气管；③补骨脂酚有雌激素样作用，能增强阴道角化，增加子宫重量；④调节神经和血液系统，促进骨髓造血，增强免疫和内分泌功能，从而发挥抗衰老作用；⑤抗肿瘤活性作用，抗骨质疏松的作用；⑥胆汁清除作用；⑦抗良性前列腺增生作用；⑧对白癜风有治疗作用；⑨增加皮肤色素作用；⑩抗菌作用，杀虫作用。

【使用禁忌】阴虚火旺者忌服。

11. 益智仁

【功效】暖肾固精缩尿，温脾开胃摄唾。

【应用】遗精遗尿，小便频数，腹痛吐泻及口涎自流等。

【现代药理作用】①增强心脏收缩力，提高新陈代谢；②增加记忆及免疫的功能。

【使用禁忌】本品燥热，能伤阴助火，故阴虚火旺或因热而患遗精、尿频、崩漏等证者，均忌服。

12. 菟丝子

【功效】补肾益精，养肝明目，止泻安胎。

【应用】阳痿遗精，白浊，尿有余沥，尿频、小便过多或失禁，宫冷不孕，目暗不明，便溏泄泻，胎动不安等，久服长生耐老。

【现代药理作用】①增强心肌收缩力；②明显提高人精子体外活动功能；③调节机体生殖内分泌功能，增强免疫调节功能，抗衰老作用；④具有保肝作用、明目作用等。

【使用禁忌】阴虚火旺、阳强不痿及大便燥结者禁服。

13. 沙苑子

【功效】补肾固精，养肝明目。

【应用】腰痛，阳痿遗精，遗尿尿频，白带过多，头昏目花。

【现代药理作用】①抗疲劳；②降低胆固醇、甘油三酯及增加脑血流量的作用；③改善血液循环；④改善肝脏功能，降低血清谷丙转氨酶的水平；⑤促进生长发育；⑥降低血压、减慢心率，增加脑血流量，降低血管阻力；⑦对血小板聚集有明显的抑制作用。

【使用禁忌】相火炽盛，阳强易举者忌服。

14. 蛤蚧

【功效】补肺益肾，纳气平喘，助阳益精。

【应用】咳嗽、肾虚作喘、虚劳喘咳，肾虚阳痿。

【现代药理作用】①性激素样双向调节作用；②免疫增强作用；③抗炎作用；④抗衰老作用。

【使用禁忌】外感风寒喘嗽及阴虚火旺者禁服。

15. 核桃仁

【功效】补肾温肺，润肠通便。

【应用】腰痛脚弱，两足痿弱，小便频数，头晕耳鸣，尿有余沥，久咳、气喘，肠燥便秘。

【现代药理作用】①降血脂作用；②预防心脏病的作用；③降血压作用；④增加白蛋白的含量，抗衰老作用；⑤调节体内新陈代谢，防止皮肤老化、改善内分泌；⑥增强性功能。

【使用禁忌】阴虚火旺及大便溏泄者慎服，肺有痰火及内有积热者禁服，不可与浓茶同服。

16. 冬虫夏草

【功效】补肾益肺，止血化痰。

【应用】阳痿遗精、腰膝酸痛，久咳虚喘、劳嗽痰血，病后体虚不复或自汗畏寒等。

【现代药理作用】①对中枢神经系统有镇静等作用，抗惊厥、降温；②对体液免疫功能有增强作用；③抑制肉瘤等肿瘤的成长；④对应激性心梗有一定的保护作用；⑤抗疲劳作用；⑥强身延年，延缓衰老作用；⑦增强常压耐缺氧能力，抗肾损伤作用，抗病原微生物作用；⑧镇静、解毒作用，抗菌作用；⑨免疫调节作用，平喘及祛痰作用，抗肿瘤作用等。

【使用禁忌】有表邪者慎用。

17. 胡芦巴

【功效】温肾助阳，散寒止痛。

【应用】寒疝腹痛，痛引睾丸，腹胁胀痛，经寒腹痛，足膝冷痛，寒湿脚气，头晕目眩，阳痿滑泄，精冷囊湿等证。

【现代药理作用】①降低血糖；②利尿；③抗炎；④引起血压下降。

【使用禁忌】阴虚火旺或有湿热者禁服。

18. 韭菜子

【功效】温补肝肾，壮阳固精。

【应用】阳痿不举，遗精遗尿，带脉失约，筋骨痿软，步履艰难，屈伸不利。

【现代药理作用】①祛痰作用；②强大的抗菌作用。

【使用禁忌】阴虚火旺者忌用。

19. 阳起石

【功效】温肾壮阳。

【应用】男子阳痿遗精，下元虚冷，精滑不禁，便溏，足冷，精清精冷无子，女子宫冷不孕，崩中漏下，腰膝冷痛。

【现代药理作用】兴奋生殖系统功能。

【使用禁忌】阴虚火旺者禁服，不宜久服。

20. 紫石英

【功效】温肾助阳，镇心安神，温肺平喘。

【应用】宫冷不孕，崩漏带下，心悸怔忡，虚烦不眠，心经痰热，惊痫抽搐，肺寒气逆，痰多咳喘，肺气不足，短气喘乏，口中如含冰雪，语言不出者。

【现代药理作用】①兴奋中枢神经；②促进卵巢分泌。

【使用禁忌】凡不孕因阴虚火旺，不能摄受精气者禁用。

21. 海狗肾

【功效】暖肾壮阳，益精补髓。

【应用】阳痿精冷，精少不育，腰膝痿弱，精寒不育，尿频，便溏，腹中冷痛。

【现代药理作用】有雄性激素样作用。

【使用禁忌】阴虚有热，内有湿浊，以及阳事易举或者口干便秘者禁用。

22. 海马

【功效】补肾壮阳，调气活血。

【应用】阳痿不举，肾关不固，遗精遗尿，虚喘，气血不畅，跌打瘀肿，疮疡肿毒，恶疮发背。

【现代药理作用】①类性激素样作用；②延缓衰老；③有较好的抗应激能力；④预防脑血栓。

【使用禁忌】阴虚火旺者、孕妇。

23. 哈蟆油

【功效】补肾益精，养阴润肺。

【应用】病后、产后，伤血耗气，虚弱赢瘦，盗汗，劳嗽咯血。

【**现代药理作用**】①强壮作用；②促进性成熟；③增强机体免疫机能及应激能力；④具有抗疲劳及抗衰老作用。

【**使用禁忌**】脾胃虚寒者慎用。

24. 羊红膻

【**功效**】温肾助阳，活血化瘀，养心安神，温肺散寒。

【**应用**】阳痿精冷，精少不育，胸痹心痛，心气不足，心悸怔忡，虚烦不眠，气短乏力，胸闷痞塞，外感风寒，寒饮咳嗽。

【**现代药理作用**】①增强心肌及脑组织内酶的活性；②明显的降压作用；③强壮作用。

【**使用禁忌**】脾胃虚寒者慎用。

第四章

不同体质人群的膏方调理

第一节 服用膏方为什么要进行体质辨识

"冬季膏方巧进补，来年开春能打虎！"膏方，作为中医传统剂型，在预防保健、营养滋补、疾病治疗、病后康复等方面发挥着重要作用。膏方归根结底是药不是食物，服用膏方前一定要请有资质的中医师辨证用药，"量身打造"的调补膏方不是滋补保健品，"千人一方"的成品膏方需谨慎购买。

中医膏方是融中药、滋补品和相关食品于一炉，一人一方、一人一锅而制作出来的膏类制剂，符合中医临床用药辨证施治的需要。通过辨证与辨病的结合，可随证加减处方，充分体现了中医的整体观念，发挥方药中多种成分的综合疗效，同时，膏方强调个体化给药处方，单独加工制备，因人而异，针对性强，疗效显著。

膏方并不是人人都适合吃。例如气虚体质的人，由肺、脾、肾功能相对不足所引起，易疲劳、出汗等，适合服用补气益气的膏方。血虚体质的人面色苍白或萎黄、头晕目眩、心悸失眠、易于疲劳，常因失血过多、脾胃虚弱、生化不足等原因引起，又如阳虚体质者，多畏寒怕冷、手足不温，胃部、背部或腰部怕冷，其补养原则是温阳祛寒、温补脾肾。另一方面，盲目服用贵重药材，特别是长期食用、混合食用，往往有害无益，破坏人体阴阳的平衡。以虫草为例，其性偏温、阴虚内热的人就不适合；野山参甘平、大补气血，年轻人不宜食用，适用于肺虚、老慢支、心脏不好的患者；独参汤用于抢救危重病人；鹿茸大温，只有严格意义上的阳虚患者才宜服用。所以，辨识好体质后再服药非常关键。

目前的中医理论分为九种体质类型，分别为：平和质、气虚质、阳虚质、阴虚质、气郁质、血瘀质、痰湿质、湿热质以及特禀质。每个人都可以根据自身的感觉找到所属的体质类型。很重要的是体质类型一定是在非疾病情况下，如果疾病状态所表现出来的证候不能称作体质类型。自己能在家完成的只是最简单的膏方制作，使用的主要是药食同源的药物，是一种"食补"，并不能起到医院配制的膏方那种调理身体、治疗疾病的作用。即使是食用这种食补性质的自制膏方，也要请医生进行体质辨识。

养生膏方中不仅仅是滋补药，膏类制剂服用方便，以中医理论为指导，辨证论治为基础，主要用于滋补养生与调治慢性疾病，具有强身、疗疾的作用。膏方中药物按作用可分为滋补药、对症药、健脾药和辅料四部分。滋补药有益气、养血、滋阴或温阳等功能，常用的有人参、黄芪、熟地黄、麦冬、虫草、阿胶、鹿角胶、龟甲胶等，同时配合使用理气化湿、清热祛瘀之药，以增强滋补效果；对症药是针对患者当时主要病症的药物，兼顾祛病和滋补；膏方内的滋补药多属黏腻呆滞之品，久服多影响脾胃运化，易闭门留寇，故一般需加用陈皮、砂仁、焦山楂、炒麦芽、白术等健脾药，以达到补而不滞的功效；辅料主要包括调味收膏的蜂蜜或糖类等。五大体质人群适合膏方调养，具有防病治病的功效。凡气血不足、体质虚弱或因外科手术、产后，以及大病、重病恢复期出现各种虚弱症状，均可于冬令进补膏方，恢复健康，增强体质。老年人气血衰退、精力不足及中年人出现头晕目眩、腰痛腿软、神疲乏力、记忆减退，进补膏方可改善病症，抗衰延年。而现代年轻人因精力透支，常常出现头晕腰酸、疲倦乏力、头发早白等亚健康状态，膏方能调节阴阳平衡，纠正亚健康状态。除此之外，膏方能防病治病，尤其对于康复期的癌症病人、易反复感冒的免疫力低下的患者等，能提高免疫功能，有助于来年防复发、抗转移、防感冒、增强抵抗力。

第二节　九种体质类型的膏方调养

一、平和质

（一）体质特点

1.总体特征

形体匀称健壮，步履稳定有力；面色红润，表情轻松；头发明亮有光泽，发量适中或稠密，无脱发烦恼；肤色润泽，红黄隐隐，明润含蓄，无斑疹痘疮；双目有神，视力尚可，无其他眼病；鼻部外形无异常，嗅觉正常；唇色红润，味觉正常；精力充沛，有旺盛的精力完成工作，不易疲劳；胃纳良好，食欲充足，营养摄入全面，无厌食、挑食、消化不良等；睡眠良好，入睡无困难，无梦多、易醒等；二便正常，无排尿、排便困难；舌淡红，苔薄白，脉象平和有神。

2. 其他特征

性格健康开朗，情绪稳定，无消极、悲观、厌世等念头；七情六欲适度正常，无过度或不足；思维不偏激，性格不固执；耐受寒热，对自然环境适应力较强，不易过敏或水土不服等；社会交往能力正常，能较快融入新环境，不孤僻自闭；免疫能力较强，不易患病，患病后的自我恢复能力良好。

（二）调摄要点

1. 平和之人既已身体健康、阴阳协调，便无须服用膏方调补以免破坏原有平衡，只需生活中略加注意即可。

2. 饮食上注意结构搭配均衡全面，寒温适度，五味调和，饥饱适中，合理营养、平衡膳食；生活起居注意规律，按时作息；睡眠充足，宜少熬夜；适度锻炼，活动气血，增强体魄，调养身心。

3. 平时可做太极、气功、站桩、八段锦、五禽戏等运动进一步调养身心，健脑怡情，通达真气，提挈天地。

二、阳虚质

（一）体质特点

1. 整体特征

面色发白、目光无神、畏寒肢冷、手足不温，尤其腹部、背部常有冷风吹过的感觉，有时感觉背部有手掌大小的区域怕冷，易腹部胀满，口唇发暗，喜热饮，头发稀疏，易脱发，大便稀薄，小便清长，尿频、夜尿多，舌淡白、胖而嫩，边缘有齿痕，脉象沉迟。

2. 其他特征

受寒后易腹泻、劳累后易浮肿，每逢阴雨天易筋骨关节疼痛、僵硬，男性易阳痿早泄，女性多宫寒、月经量少、月经推后，易患不孕症，性格偏于内向、沉静，情绪低落，孤独感较强，睡眠浅而不实，易被惊醒，耐夏不耐冬，易感风、寒、湿病邪，感邪后易从寒化。

（二）膏方调理

益气温阳膏

【出处】《方剂学》。

【组成】菟丝子150g，巴戟天100g，党参200g，黄精150g，怀牛膝150g，桑寄生150g，鹿茸100g，淫羊藿150g，芡实150g，枸杞子150g，熟地黄150g，熟附片60g（先煎），肉桂30g（后下），茯苓150g，杜仲150g，大枣 100g，炒薏仁 200g，莲肉 200g，炒白扁豆 200g，陈皮 200g，白术 150g，木香 40g，焦三仙各 100g。

【加减】怕风者可加黄芪 200g、防风 150g。

【制备方法】上药加水煎煮 3 次，滤汁去渣，合并滤液，放置小火上煎煮蒸发浓缩，逐渐使其成稠膏状，加入炒制过的红糖，收膏即成。

【服用方法】取适量膏滋 10～15g，放入杯中，加开水使之充分溶化后服下；也可用温热的黄酒将之调匀后服下；或将膏滋含在口中，慢慢溶化，使其药效充分发挥，此法亦称"噙化"。每日 2 次，服药时间在早晚饭后半小时。

（三）调摄要点

1. 饮食保健

阳气虚弱者日常可适当多吃一些温肾壮阳的食物，具有补阳作用的食物有很多，包括羊肉、狗肉、韭菜、黄鳝、刀豆、猪肚、核桃、栗子、茴香等，这些食物可补五脏、填精髓、强壮体质。在饮食习惯上，不要过食寒凉之品，还可选用适合自己的药膳调养。

2. 药物保健

补阳的中药很多，常用于保健的有鹿茸、冬虫夏草、沙苑子、肉苁蓉、海狗肾、覆盆子、仙茅、杜仲、菟丝子、怀牛膝、补骨脂、仙灵脾、丁香等。可选用适合自己的补阳保健药方，肾阳虚者，可选用金匮肾气丸、全鹿丸等；脾阳虚弱、腹胀便溏者，可选用理中丸或附子理中丸；脾肾两虚者可选用济生肾气丸等。

3. 起居与锻炼

阳虚之体，适应寒暑变化的能力较差，在严冬应避寒就温，采取相应的一些保健措施以防受凉感冒。还可遵照"春夏养阳"的原则，在春夏季节，注意从饮食、药物等方面入手，借自然界阳气之助培补自身阳气，亦可坚持空气浴或日光浴等。宜住坐北朝南房子，不要贪凉而露宿或在温差变化大的房子中睡眠，以免受风寒而患病。在运动方面，因体力强弱不同，选择适合自己的项目，如散步、慢跑、太极拳、五禽戏、八段锦及各种球类运动。

三、阴虚质

（一）体质特点

1. 整体特征

手、足心热。阴虚不能制约阳气，就会出现阳热盛而发热的征象。阴虚体质的人常有手脚心发热之感，发热有定时，每于下午四五点钟或于夜间低热，或感觉周身有烘热汗出感，如潮水般阵阵袭来；周身干燥，常有耳、目、口、鼻干燥，口中干涩难忍，饮水偏多或饮水多而不解渴，皮肤发干发痒、易长皱纹；阴虚者常舌体干燥或有裂纹，舌质偏红，舌面缺少水分，甚至没有舌苔或苔面花剥。

2. 其他特征

性情急躁易怒，做事缺乏耐心，不善与人合作。

（二）膏方调理

滋阴膏

【出处】《伤寒杂病论》。

【组成】生熟地各 150g，沙参 150g，山药 200g，麦冬 200g，天冬 200g，山萸肉 150g，女贞子 150g，白果 100g，龟甲 200g，茯苓 150g，白芍 100g，赤芍 150g，丹皮 150g，百合 150g，当归 100g，石斛 150g，生甘草 100g，陈皮 100g，砂仁 40g，川楝子 60g，焦三仙各 100g。

【加减】可少加熟附子 50g，从阳引阴。

【制备方法】上药加水煎煮 3 次，滤汁去渣，合并滤液，放置小火上煎煮蒸发浓缩，逐渐使其成稠膏状，加入炒制过的红糖，收膏即成。

【服用方法】取适量膏滋 10～15g，放入杯中，加开水使之充分溶化后服下；也可用温热的黄酒将之调匀后服下；或将膏滋含在口中，慢慢溶化，使其药效充分发挥。每日 2 次，服药时间在早晚饭后半小时。

（三）调摄要点

1. 避免熬夜。熬夜会损伤阳气，耗伤阴气。另外，"夜间养阴"与"春夏养阳，秋冬养阴"同理，秋冬时期阴气比较盛，我们应该因势利导来养阴气，尤其是晚上保证充足睡眠，节制房事，惜阴保精。

2. 阴虚质的人性情较为活泼外向、急躁易怒，常常心烦易怒。所以，这类人要时刻谨记平心静气，控制脾气，否则会因情绪过激，暗耗阴血，会使阴虚体质更甚。

四、气虚质

（一）体质特点

1. 总体特征

元气不足，以疲乏无力、气短、自汗、劳累后加重等气虚表现为主要特征。肌肉松软不实、肌张力较差，力量不足。平素语声低弱，气短懒言，困倦嗜睡，精神不振，易出汗，舌淡红，苔稍白腻，舌边有齿痕，脉弱或细。

2. 其他特征

性格内向，不喜冒险，常常独处，对集体活动不甚热爱。

（二）膏方调理

益气健脾膏

【出处】《太平惠民和剂局方》。

【组成】生炙黄芪各200g，西洋参100g，麸炒白术150g，麸炒山药150g，莲肉150g，茯苓150g，白扁豆100g，当归100g，陈皮200g，白芍100g，桂枝100g，麦冬150g，五味子150g，防风100g，炒薏米200g，大枣200g，炙甘草100g，焦三仙各100g。

【加减】食欲不佳者加鸡内金200g，汗出较多者加煅牡蛎250g。

【制备方法】上药加水煎煮3次，滤汁去渣，合并滤液，放置小火上煎煮蒸发浓缩，逐渐使其成稠膏状，加入炒制过的红糖，收膏即成。

【服用方法】取适量膏滋10～15g，放入杯中，加开水使之充分溶化后服下；也可用温热的黄酒将之调匀后服下；或将膏滋含在口中，慢慢溶化，使其药效充分发挥。每日2次，服药时间在早晚饭后半小时。

（三）调摄要点

1. 饮食调养

脾主运化，与胃并为后天之本，是气血生化之源，气虚体质者的饮食调养可选用一些具有健脾益气作用的食物，如黄豆、白扁豆、大枣、桂圆、鸡肉、泥鳅、香菇、蜂蜜等，少食具有耗气作用的食物，如槟榔、生萝卜等。

2. 起居睡眠

起居宜有规律，平素可适当午睡，保持充足的睡眠。平时要注意保暖，避免劳动或激烈运动时出汗受风；不要过于劳作，以免损伤正气。

3. 体育锻炼

可做一些柔缓的运动，如在公园、广场、湖畔、河边等空气清新之处散步、打太极拳等，也可自行按摩足三里穴以健脾补气，不宜猛然进行高负荷的运动以免发生意外，忌用猛力和做长久憋气的动作，避免不慎耗损元气。

4. 情志调摄

保持愉悦放松的心情和乐观向上的生活态度。

5. 其他调养

常点按足三里，艾灸足三里、气海穴；多参加有益的社会活动，多与别人交谈、沟通，以积极进取、乐观向上的态度面对生活。

五、痰湿质

（一）体质特点

1. 整体特征

体形肥胖，腹部肥满而松软，四肢浮肿，按之凹陷，面部皮肤油脂较多，周身、头发常常油腻需频繁清洗，面色淡黄而暗，眼胞微浮，容易困倦，面少血色，且少光泽。口中黏腻，口唇色淡，不喜饮水，常自汗出，汗出后皮肤多凉，头身重困，关节疼痛重着、肌肤麻木。易感疲惫，劳累后加重，常手足冰凉，胸闷，痰多，周身困倦酸重，肠胃不适，大便稀溏，小便正常或略带黄色，有甜腻味道。舌体胖大，苔滑腻，或自觉发甜，舌边常有齿痕，脉濡或滑。

2. 其他特征

平素困倦嗜睡，每逢阴雨天则周身困重如有物裹缠，不爱吃甜腻厚重、难消化的食物如粽子、月饼、蛋糕甜点等，喜食焦香干燥之品。

（二）膏方调理

祛痰化湿膏

【出处】《方剂学》。

【组成】党参150g，苍术200g，白术200g，茯苓200g，猪苓150g，荷叶100g，麸炒薏苡仁100g，竹茹150g，苏叶100g，瓜蒌300g，九节菖蒲100g，山药200g，扁豆150g，薏苡仁200g，白豆蔻100g，炙甘草100g，厚朴150g，陈皮100g，半夏100g，砂仁100g，莱菔子150g，苏子100g，焦三仙各100g。

【加减】腹泻者加莲子肉200g，恶心者加旋覆花100g、代赭石200g。

【制备方法】上药加水煎煮3次，滤汁去渣，合并滤液，放置小火上煎煮蒸发浓缩，逐渐使其成稠膏状，加入炒制过的红糖，收膏即成。

【服药方法】取适量膏滋10～15g，放入杯中，加开水使之充分溶化后服下；也可用温热的黄酒将之调匀后服下；或将膏滋含在口中，慢慢溶化，使其药效充分发挥。每日2次，服药时间在早晚饭后半小时。

（三）调摄要点

1. 环境调摄

不宜居住在潮湿阴暗背阳的环境中。在阴雨季节，要注意湿邪的侵袭，可适当服用辛辣发散的食物以适当出汗。

2. 饮食调理

少食肥甘厚味，酒类也不宜多饮，且勿过饱。多吃些蔬菜、水果，尤其是一些具有健脾利湿、化痰祛痰的食物，更应多食之，如白萝卜、紫菜、白果、大枣、海蜇、洋葱、枇杷、扁豆、薏苡仁、山药、莲子等。

3. 运动锻炼

痰湿之体质，多形体肥胖，身重易倦，故应长期坚持体育锻炼，游泳、武术、散步、慢跑、球类、八段锦、五禽戏以及各种舞蹈，均可选择。活动量应从少量开始，随后逐渐增强，让疏松的皮肉逐渐转变成结实、致密之肌肉。气功方面，以站桩功、保健功、长寿功为宜，加强运气功法。

4. 药物养生

痰湿的产生，与肺脾肾三脏关系最为密切，故重点在于调补肺脾肾三脏。若因肺失宣降，津失输布，液聚生痰者，当宣肺化痰，方选二陈汤；若因脾不健运，湿聚成痰者，当健脾化痰，方选六君子汤，或香砂六君子汤；若肾虚不能制水，水泛为痰者，当温阳化痰，方选金匮肾气丸。

六、湿热质

（一）体质特点

1. 总体特征

头发、皮肤油腻，清洗频繁，腹背部出油较多，常将被单染成黄色，面部易长痤疮，鼻头部常有黑头或酒糟鼻，口苦或黏腻不爽，或口有甜味，身体沉重困倦，倦卧嗜睡、气短懒言，每于潮湿炎热或阴雨季节加重，汗出较多，体有异味，大便黏滞、排出不畅，或便不成形，小便短黄，异味较重，男性容易阴囊潮湿多汗，女性容易带下增多黄臭，舌质偏红，舌苔偏黄腻，脉滑数。

2. 其他表现

性情急躁，易发怒；形体适中或略瘦；长夏时节或居于湿热之地则感觉难耐异常，喜欢偏于寒冷干燥的环境。

（二）膏方调理

清热利湿膏

【出处】《方剂学》。

【组成】陈皮200g，茯苓200g，猪苓200g，泽泻150g，麸炒苍术200g，生白术200g，滑石200g，芦根150g，知母150g，淡竹叶100g，栀子100g，车前子150g，麸炒山药200g，生薏仁150g，黄芩150g，黄柏150g，苦参100g，夏枯草150g，龙胆草100g，生甘草100g，蜂蜜350mL，红糖350g。

【加减】恶心加入竹茹200g，手足心热加入丹皮200g、赤芍200g。

【制备方法】上药加水煎煮3次，滤汁去渣，合并滤液，放置小火上煎煮蒸发浓缩，逐渐使其成稠膏状，加入炒制过的红糖，收膏即成。

【服用方法】取适量膏滋10～15g，放入杯中，加开水使之充分溶化后服下；也可用温热的黄酒将之调匀后服下；或将膏滋含在口中，慢慢溶化，使其药效充分发挥。每日2次，服药时间在早晚饭后半小时。

（三）调摄要点

湿热之邪可以说是人体内最难祛除的一种邪气，所谓"千寒易除，一湿难去"，它不同于寒邪或寒湿，用温阳药即可，也不同于热邪，用清热药即可。对于湿热体质，若用温药祛湿邪，则易助长体内之热；若用凉药祛热邪，则又会使湿气更重。湿邪的病理特点为缠绵难愈，一旦湿邪为患，则病程很长，而且常与其他邪气"狼狈为奸"，只要稍不注意，湿邪便会侵入人体，与体内湿气相合。因此，易染湿邪的人生活中一定要多加注意。

1.居住环境尽量选择通风向阳的地方，每天都要开窗通风，保证空气流通，避免屋内潮湿，蕴生他邪。

2.饮食应多加节制，少吃甜食、辛辣油腻之品，对于水果、饮料也应适当食用，水果大多属寒凉之品，会助长寒邪，且所含糖分较高，甜易生湿。

3.一定要少碰烟酒，所有食物中湿热之性最大的莫过于酒，白酒辛温，以淀粉质为原料酿成，而淀粉即是一种糖类，甘甜之品最易生湿。

4.湿热体质的人应尽量少熬夜，夜晚11时至凌晨1时是肝经的排毒时间，能为人体换输新鲜的血液，凌晨1时至3时是胆经的排毒时间，可缓冲胆道压力。若此时不能进入睡眠，则会影响肝胆的生发之气，从而酿生湿热。

5.湿热体质的朋友平时可多吃一些利水化湿的食物，例如绿豆、赤小豆、冬瓜、丝瓜、山药、西瓜、薏米等，以及饮用一些绿茶红茶，或自己配伍几味中药代茶饮。可以选用的代茶饮中药有：蒲公英、金银花、茯苓、陈皮、栀子、荷叶、淡竹叶、枳椇子等，这几味药口感尚可，代茶饮时不会令人感觉甚苦。

6.平时应进行适当锻炼，湿热体质以湿邪内蕴、阳气偏盛为特征，这样体质的人可进行一些大强度的锻炼，不必担心会有损正气。很多体育项目都是可以选择的对象，例如跑步、游泳、爬山、体操、球类、武术等，这样可以消耗体内多余的热量，并且可以通过出汗排除体内多余的水分，是一种无须任何药物就可达到的效果。

七、血瘀质

（一）体质特点

1.一般特征

血瘀之人常见面色晦暗无华，伴有黑斑黑点等色素沉着，常有较重的黑眼圈。皮肤粗糙，严重者可见肌肤甲错。口唇、舌上常有瘀斑瘀点，口唇颜色暗淡。身体经常在不自觉的情况下出现青紫瘀斑，某些部位感到疼痛，痛处固定不移，每至夜晚加重，白昼缓解。

2.其他特征

自觉记忆力减退，常失眠、健忘；性情急躁易怒、不能保持平和；容易偏头痛；女性月经多夹杂有血块，且颜色较深，多为紫黑色，自觉经血排出不畅；对外界环境适应力下降，不耐寒邪。

（二）膏方调理

活血通络膏

【出处】《医林改错》。

【组成】当归200g，生地黄200g，桃仁150g，红花100g，赤芍150g，川芎150g，郁金150g，延胡索150g，陈皮200g，丹皮150g，丹参150g，香附200g，鸡血藤200g，炙甘草100g，枳壳150g，柴胡150g，牛膝150g，三七60g，炙黄芪200g，麸炒白术150g，蜂蜜350mL，红糖350g。

【加减】身体固定部位出现针刺样疼痛较剧烈可加入蒲黄200g、五灵脂100g。

【制备方法】上药加水煎煮3次，滤汁去渣，合并滤液，放置小火上煎煮蒸发浓缩，逐渐使其成稠膏状，加入炒制过的红糖，收膏即成。

【服用方法】取适量膏滋10～15g，放入杯中，加开水使之充分溶化后服下；也可用温热的黄酒将之调匀后服下；或将膏滋含在口中，慢慢溶化，使其药效充分发挥。每日2次，服药时间在早晚饭后半小时。

（三）调摄要点

血瘀体质的人在我们日常生活中并不少见，针对血瘀的预防调理，应该注意以下几点：

1.心情舒畅，保持乐观、豁达的情绪，中医讲"百病生于气"，若情志不舒，肝失疏泄，气机郁滞，不能推动血液运行，则会加重血瘀的程度。

2.在饮食上可以多吃一些行气补气、补血活血的食物，俗话讲药食同源，有时不一定要吃药才能达到效果，每日的饮食进补也非常重要，平时可以吃一些山楂、白萝卜、桑椹、羊肉、红枣、鱼类、海参、海带、干姜、木瓜、木耳、柑橘等，帮助体内气血运行。也可适当饮用一些酒类，如葡萄酒、黄酒、少量白酒，还有红糖水、玫瑰花茶之类的饮品，这些都可疏通调畅血脉，帮助气血运行。

3.生活起居要注意，血瘀可由多种邪气引起，因此日常生活中要注意避开各种过极的邪气，气候转凉时注意增添衣物，也不要去过热的地方，居处保持通风、温度适中。

4.饮食上要少吃辛辣刺激油腻之品，以及一些性质过于寒凉或过于温热的食物，以免热邪加重，耗灼津液，加重血瘀。

5.运动养生十分重要，血瘀体质的朋友可以选择一些中医养生操如八段锦、太极拳、五禽戏等，这些锻炼可以导引人体真气，促进气血通利，减少血瘀发生。还可以进行气功或瑜伽锻炼，它可以使人体全身气机通畅，心脏血脉通利，气顺则百病无生。同时保证充足的睡眠，做到动中有静，动静平衡。

6.血瘀体质的朋友平时可去养生会馆或康复中心进行一些中医理疗，如拔罐、刮痧、按摩、艾灸等，这些中医操作借助一定的外力及中草药，帮助疏通人体经络，促进毒素排出，而使新血更顺畅地输送至人体，不失为一种舒适的选择。

八、气郁质

（一）体质特点

1.整体特征

精神抑郁，心情持续低落或烦躁，脆弱敏感，多疑内向，怀疑自己存在的价值，认为别人看不起自己，比较在意别人对自己的看法，易怒喜哭，善叹息，长叹气后则感觉略有好转，情绪不稳定，有时自言自语，有时大笑有时悲哭，有时认为人生没有乐趣，有轻生念头，舌质偏红，苔薄白，脉象多弦，女性在月经来临前或正值经期时感到乳房疼痛或痛不可触，或有痛经，伴腹胀。

2. 其他特征

食欲减退，食量减少，常有腹胀，嗳气或矢气后稍减，失眠，难以入睡或入睡后多梦，形体大多偏瘦，对社会环境的适应力较差，面对困难容易放弃，秋冬季节或阴雨天上述症状加重。

（二）膏方调理

疏肝解郁膏

【出处】《医学统旨》。

【组成】柴胡150g，白芍200g，川芎200g，枳壳200g，陈皮150g，香附200g，当归200g，茯苓200g，白术150g，炙甘草100g，薄荷100g，郁金150g，厚朴150g，大腹皮150g，玫瑰花200g，五灵脂150g，延胡索150g，党参150g，蜂蜜350mL。

【加减】易于生气加入佛手200g，入睡困难加入合欢花200g。

【制备方法】上药加水煎煮3次，滤汁去渣，合并滤液，放置小火上煎煮蒸发浓缩，逐渐使其成稠膏状，加入炒制过的红糖，收膏即成。

【服用方法】取适量膏滋10～15g，放入杯中，加开水使之充分溶化后服下；也可用温热的黄酒将之调匀后服下；或将膏滋含在口中，慢慢溶化，使其药效充分发挥。每日2次，服药时间在早晚饭后半小时。

（三）调摄要点

1. 气郁体质的朋友最需要注意的一点即是情绪的调理，大多抑郁的人性格都比较内向，因此平时要多与人沟通，负面情绪要及时宣泄，不要总是闷在心里，多参加集体活动、娱乐活动，心情低落的时候可以看一些喜剧电影或综艺节目，听一些音乐会，看一些有意义的演出，不要再看悲剧、社会现实纪录片等。平时多听一些节奏欢快、明朗激越的音乐，少听一些悲悲戚戚、怀古伤今的作品。

2. 饮食上，要少吃寒凉性质的食物例如冰激凌、海鲜、冷饮、水果等，寒凝会导致血瘀，寒邪积聚则阳气得不到生发，抑郁症状会更加严重；也应少吃酸涩收敛之品如乌梅、柑橘、石榴、杨梅、酸枣、柠檬、酸菜、陈醋等，酸涩之品会凝滞气机，气机不畅，肝失疏泄，肝木得不到升发，抑郁则无从缓解。

3.平时可以食用一些辛散温通、活利血脉之品，如辣椒、大葱、洋葱、玫瑰、葡萄酒、木瓜、秋葵、佛手、香橼、茴香、白酒等，但也应适当服用，不可服食太过以致气机耗散。

4.平时应该多参加户外运动，接触大自然，大自然是最天然最治愈的宝地，当人身处大自然中，心胸自然开阔，许多心里放不下的事情、纠缠已久的心结自然也就打开了。

5.气郁体质的朋友应该进行一定强度的体育锻炼，适度发汗，通过出汗排除体内毒素，这也是排除体内积累的郁气、痰浊的途径；或者是练习瑜伽、气功、太极，瑜伽和气功是通导人体气机一个非常好的方法，它可以帮助人们审视自我、认识自我，不要再与自己较劲，从而达到一种平和的心态。

6.气郁体质的朋友还可以借助中医理疗的手段，例如艾灸、推拿按摩，在按摩的过程中全身放松，通过一定的手法排出体内的废气、痰浊，如果可以按到眼眶湿润甚至涕泪横流的程度，则说明这种按摩是非常有效的。平时也可自己在家多敲一敲肝胆经，促使肝胆之气生发通畅，或是自己点按膻中、太冲、心俞、行间穴，既不需要投入太多的精力，也简便易行，不拘于时间场地。

九、特禀质

（一）体质特点

1.整体特征

特禀质可分为过敏性体质和身体缺陷两类。身体缺陷类体质的主要特征即是身体外形异常，某些部位畸形，身体有某种缺陷等。心理健康程度随其缺陷程度而定。过敏性体质的主要特征为极易过敏，过敏原有花粉、粉尘、海鲜、绒毛、某些药物，甚至是小麦、蛋白质、水、空气等，皮肤容易出现荨麻疹、风团、团块、指甲抓痕等，遇到过敏原则会出现哮喘、咽痒、打喷嚏、流鼻涕、流眼泪、皮肤瘙痒、嘴唇刺痒、烦躁、恐惧，甚至喉头水肿，威胁生命。

2.其他特征

过敏性体质的人常见皮肤角质层较薄，免疫功能较差，脾胃运化功能欠佳，并且常常伴有晕车、晕船等。家族中大多有遗传病史，如高血压、糖尿病、神经系统疾病、心脏病、恶性肿瘤等。对外界环境的适应能力较差，天气稍变则出现症状，每去一个新环境都需要较长的适应时间。

（二）膏方调理

实卫固表膏：日常调理

【出处】《方剂学》。

【组成】人参150g，白术200g，茯苓200g，炙甘草100g，炙黄芪200g，桂枝150g，黑顺片90g，熟地黄200g，当归200g，菟丝子200g，枸杞子200g，女贞子200g，黄精200g，大枣200g，山药200g，莲子150g，阿胶100g，鹿角胶100g，蜂蜜300mL。

【加减】怕风可加入防风200g、白芍200g。

消风散邪膏：发作时的治疗

【出处】《外科正宗》。

【组成】生地黄200g，当归200g，白芍200g，川芎150g，荆芥100g，防风60g，蝉蜕60g，苦参60g，白芷100g，白鲜皮100g，苍耳子100g，地肤子100g，蛇床子100g，旱莲草150g，生甘草100g，龟甲胶200g，阿胶150g，鹿角胶150g，蜂蜜300mL。

【加减】皮肤瘙痒明显可加荆芥穗200g（后下）。

【制备方法】上药加水煎煮3次，滤汁去渣，合并滤液，放置小火上煎煮蒸发浓缩，逐渐使其成稠膏状，加入炒制过的红糖，收膏即成。

【服用方法】取适量膏滋10～15g，放入杯中，加开水使之充分溶化后服下；也可用温热的黄酒将之调匀后服下；或将膏滋含在口中，慢慢溶化，使其药效充分发挥。每日2次，服药时间在早晚饭后半小时。

（三）调摄要点

1. 过敏性体质的朋友生活中应该注意避免贪凉阴冷，少食用寒凉性质的食物例如冷饮、冰激凌、鱼虾海鲜、水果、牛奶、某些药物等，因为寒邪才是引起过敏的根本。

2. 平时要进行适当的体育锻炼，增强体质，提高机体对外界环境的适应能力，多与大自然接触，适应自然中的各种事物。

3. 当出现过敏症状时，应少用西药缓解痉挛、抗过敏如氯雷他定片之类，因为西药抗过敏的机制在于抑制平滑肌痉挛，成分大多为受体拮抗剂，这属于治标不治本的方法，并且会带来困倦嗜睡、浑身无力等不良反应，是更加遏制人体阳气的表现。当病情危重时，可适当应用以求快速高效，病情不重时尽量少用。

4.过敏症状多为打喷嚏、流鼻涕等，若程度不重，不会出现危及生命的表现例如喉头水肿、窒息、休克等时，可以暂时不要离开过敏原，而是让鼻涕、眼泪排出一段时间，喷嚏、鼻涕、眼泪是人体内寒邪的物质表现，若能借此排出，则是减轻体内寒邪严重程度的一个办法，可以自己掌握好度，进行适当排毒。

5.生活环境保持清洁，定期清理陈旧物品，经常开窗通风，床单、枕套、被单等应定时清洗更换，避免尘螨聚积引起过敏。

6.过敏体质的朋友要注意保护脾胃，可以服用一些补脾益胃的中药或是食物等，脾胃功能健旺，机体的卫外固护能力才能增强。

7.保持心情舒畅，乐观豁达，避免不良情绪。

第五章

常见的亚健康膏方调理

第一节　亚健康的概念

一、什么叫亚健康

亚健康是处于健康与疾病之间的一种低质状态，也称为第三状态或灰色状态，是机体尚无器质性病变，却呈现出活力降低，反应能力减退，适应能力下降的表现，存在不同程度容易导致患病的各种危险因素，具有发生某种疾病的高危倾向。

亚健康状态是相对于健康而言的，世界卫生组织（WHO）提出健康的概念为："健康不仅仅是没有疾病和不虚弱，而且是身体上、心理上和社会适应能力上三方面的完美状态。""亚健康"概念是国际医学界 20 世纪 80 年代后半期提出的医学新思维，是医学的一大进步，具有里程碑式的意义。亚健康虽然不是疾病，但却是现代社会人们身心不健康的一种表现，人体免疫功能下降，则容易患病。预防并消除亚健康，是世界卫生组织 21 世纪的一项预防性的健康策略。

二、亚健康的主要表现

亚健康的基本特征是身体无明显疾病，主要表现为体力下降，精神状态欠佳，适应能力减退等。主要症状有情绪低落、忧郁、焦虑、心情烦躁、失眠、健忘、疲乏无力、精神不振、腰酸背痛等。

三、亚健康的分类

按照亚健康状态的临床表现大致可概括为三方面：心理亚健康、身体亚健康、社会适应能力亚健康，且这三种表现常相兼出现。

1. 心理亚健康

是指存在某些心理症状，如精神不振，情绪低落，郁郁寡欢或急躁易怒，焦虑紧张，恐惧胆怯，睡眠欠佳，记忆力减退，注意力不集中，兴趣及精力减退等。

2. 身体亚健康

常表现的躯体症状有：疲劳、头痛、头晕、低热、眼睛干涩、胸闷气短、心悸、神疲乏力、少气懒言、胸胁胀满、食欲减退、腰膝酸软、面部色素沉着、毛枯发落、性欲减退等。

3. 社会适应能力亚健康

当存在这种情况时，人们常常无法较好地承担相应的社会角色，学习、工作存在困难，人际交往频率减低，人际关系紧张，社会适应能力下降，家庭关系不和谐，难以进行正常的社会交往等。

第二节　亚健康的中医学认识

在中医学中，一般将亚健康归纳到"未病学"范畴。亚健康是由身体功能失调所造成的，高压工作状态下，亚健康人群情志不畅，心理偏倚，长期累积的负面情绪对其内分泌、免疫系统都会产生影响，引起躯体不适，加之现代大部分人群作息紊乱，熬夜加班，劳心忧思，身心俱疲，导致"精神内伤，身必衰竭"。因此，必须重视对亚健康群体的调摄干预。

随着现代生物、心理、社会医学模式的大幅度转变以及亚健康状态概念的提出，中医在治疗亚健康方面也有其独特的方法。摆脱亚健康状态最主要的是要依靠积极主动的自我保健措施，除了建立良好的生活习惯、均衡饮食、体育锻炼和心理卫生之外，采用中医膏方调治是一种非常有效的方法。

第三节　膏方调治亚健康的优势

膏方主要由滋补药、对症药、健脾药和辅料四部分组成，作为传统中医药的重要组成部分，膏方可调整机体脏腑气血经络，具有补虚强身和防病治病两大功效。

一、在剂型上的优势

1. 亚健康状态是一种慢性的不良状态，一般需要调理一段时间，长期煎煮中药汤剂难以保证患者的依从性，但膏方服用方便，省却了每天需要煎煮汤剂的麻烦。

2. 膏方多用冰糖、饴糖或蜂蜜改善口感，改善了汤剂苦涩的特点，并加入胶类收膏，集中了药物的精华，不含纤维素和杂质，量少而纯，为稠厚的半流质或冻状。

3. 与中药汤剂相比，膏方浓度高、体积小、易存易携、服用方便。

二、在功能上的优势

1. 膏方易于消化吸收，不损伤胃气，药力缓和，药效稳定持久，对于平素胃肠功能欠佳及亚健康人群更为适宜。

2. 可补充人体的多种营养需要，调节阴阳平衡，纠正亚健康状态，使人体在一定的时间内从亚健康状态及时恢复到常态。

三、在时间上的优势

膏方的应用时节首推冬季，一般从冬至前后起，持续 50～60 天为宜（即冬至后的"头九"到"六九"，或服至立春前结束）。冬令服用扶正膏方，不仅可以增强免疫力，而且能在体内贮存丰富的营养物质，可以预防疾病的发生。服食膏方可增强体质，固护机体正气，提高机体抵御病邪的能力，可以有效减少机体不良状态的发生，改善生活质量。

亚健康状态并非短期、一针一药就能奏效，往往需要数法使用方能制胜，非药物联合作战难以周全，此时选择服用传统膏方最为适宜。

第四节　亚健康人群的膏方调理

对于亚健康状态的调控，除了应用中医膏方药物调治外，还应改善生活方式，如调摄精神，培养开朗、乐观、豁达的性格，饮食有节，起居有常，劳逸适度，合理膳食，均衡营养，戒烟限酒，情志舒畅，积极锻炼身体，增强体质等，才能从根本上治疗和预防亚健康状态，以达到缓解症状的目的，促使机体由亚健康状态向健康状态转化。

一、疲劳综合征

（一）什么叫疲劳综合征

疲劳综合征主要表现为持续三个月以上反复出现的因持久或过度劳累后造成的身体不适状态和工作效率的降低，是亚健康的主要标志和典型表现。

（二）疲劳综合征的分类

1.躯体性疲劳：是指人们处于长时间工作、体力劳动过度或运动量过大等情况下所造成的疲劳状态，一般可于休息后缓解。

2.脑力性疲劳：是指长时间用脑后，引起脑部血液和氧气供应不足而出现的疲劳。长时间学习，学习压力大，经常开夜车或者整天与电脑、文件、数字打交道，长期伏案工作又不注意休息的脑力劳动者，均容易引起脑力性疲劳。

3.心理性疲劳：多与精神压力过大或长期处于低落情绪有关，个人的心理素质因素也占主要地位。

随着经济的发展以及社会老龄化的趋势，人们的竞争日益激烈，生活成本增高，承受的社会压力、家庭压力也随之加大，青壮年作为家庭收入的主要来源，面临着赡养老人、抚养孩子的双重压力，成为社会压力最大的群体。如果得不到充分的休息，身体则会处于长期疲劳的亚健康状态，抵抗力下降，日久则容易诱发失眠、高血压病、冠心病、胃病等慢性疾病，甚至会出现神经衰弱、智力下降等疾患。

中医学认为，躯体性疲劳与肺脾气虚的关系密切，治疗时应注重补益肺脾之气；脑力性疲劳多与肾精亏虚有关，治疗时应以补益肾精为主；心理性疲劳多与肝失疏泄、肝郁气滞、心肝血虚、心脾两虚有关，治疗时应重视心理调整，情志舒畅，愉悦精神。

（三）疲劳综合征的膏方调理

1.补气膏：肺脾气虚型

【出处】《中医进补膏方》。

【主治】语声低弱，咳嗽无力，头昏，自汗，精神疲惫，不耐劳累，乏力，心慌失眠，气短，腹泻，舌淡苔白，脉细软弱。

【组成】炙黄芪300g，党参200g，山药300g，白参粉100g，刺五加200g，绞股蓝200g，龙眼肉200g，浮小麦300g，大枣200g，黄精200g，阿胶150g，炙甘草100g。

【加减】若自汗较多者，可加煅牡蛎300g、麻黄根100g固表敛汗；若大便溏泄者，可加茯苓200g、薏苡仁300g健脾益气；若脘闷腹胀，食少，嗳气，苔腻者，可加神曲100g、山楂100g、麦芽100g、鸡内金200g消食和胃；若嗳气、脘闷胀满者，加旋覆花100g、代赭石200g、苏梗150g、半夏100g。

【制备方法】上药除白参粉、阿胶之外，余药用冷水浸泡2小时，入锅加水煎煮3次，每次1小时，榨渣取汁，合并滤汁，去沉淀物，加热浓缩成清膏。阿胶研成粗末，用适量黄酒浸泡，隔水炖烊，冲入清膏中，和匀。加入炒制过的冰糖，待冰糖融化后调入白参粉，搅匀，再煮片刻即成。

【服用方法】每次服15～20g，每日2次，早晚各1次，用温开水冲服。

2. 益肾膏：肾精不足型

【出处】《中医进补膏方》。

【主治】用脑后疲劳，头晕耳鸣，听力下降，甚则耳聋，注意力不集中，记忆力下降，思维迟缓，四肢乏力，嗜睡，健忘，腰膝酸软，舌红，苔少，脉细数。

【组成】熟地黄300g，菟丝子300g，枸杞子200g，制何首乌200g，山茱萸200g，山药300g，茯神300g，炙远志200g，桑椹200g，核桃仁粉150g，黑芝麻粉150g，紫河车150g，牛骨髓200g，鹿角胶300g，炙甘草100g。

【加减】若潮热、口干咽痛者，可加知母200g、黄柏200g、地骨皮300g滋阴泻火；若遗精，可加牡蛎300g、金樱子200g、芡实200g、莲须100g固肾涩精。

【制备方法】上药除黑芝麻粉、核桃仁粉、鹿角胶、牛骨髓之外，余药用冷水浸泡2小时，入锅加水煎煮3次，每次1小时，榨渣取汁，合并滤汁，去沉淀物，加热浓缩成清膏。牛骨髓洗净后入锅煮成稀糊，调入清膏中，和匀。鹿角胶研成粗末，用适量黄酒浸泡，隔水炖烊，冲入清膏中，和匀。加入炒制过的白糖300g，和匀。最后调入黑芝麻粉、核桃仁粉，搅匀，再煮片刻即成。

【服用方法】每次服15～20g，每日2次，早晚各1次，用温开水冲服。

3. 归脾宁心膏：心脾两虚型

【出处】《中医进补膏方》。

【主治】精神不振，心悸怔忡，健忘，入睡困难，多梦，注意力不集中，头痛，眩晕，耳鸣，急躁易怒，情志不畅，且常常会产生厌烦感、压抑感、低落感等。

【组成】山药200g，陈皮200g，柴胡150g，白芍200g，当归300g，枳壳300g，太子参200g，金橘叶200g，青皮200g，郁金150g，佛手200g，茯神300g，柏子仁200g，玉竹300g，莲心100g，玫瑰花50g，绿梅花50g，炙甘草300g。

【加减】若失眠、多梦较甚，可加合欢花200g、夜交藤300g养心安神；

若头痛、耳鸣较甚，可加石决明200g、菊花150g、钩藤200g；若急躁易怒、尿赤便秘、舌红脉数者，可加夏枯草300g、丹皮200g、栀子200g清泻肝火。

【制备方法】将莲心、玫瑰花、绿梅花研成细末备用，余药用冷水浸泡2小时，入锅加水煎煮3次，每次30分钟，榨渣取汁，合并滤汁，去沉淀物，加热浓缩成清膏。加入炒制后的冰糖300g，待冰糖融化后，调入玫瑰花粉、绿梅花粉、莲心粉，再煮片刻即成。

【服用方法】每次服15～20g，每日2次，早晚各1次，用温开水冲服。

【调摄要点】

（1）慎起居，适寒温，建立健康的生活方式，避免感受外邪，耗伤正气。

（2）正确面对学习、工作、生活中的竞争和压力，避免体力、脑力和心理上的疲劳。

（3）饮食有节，戒烟酒；劳逸适度，动静结合，积极锻炼，增强体质，预防各种病毒感染，减少慢性疾病对免疫系统功能的影响。

（4）保持情绪稳定，乐观豁达，有利于虚劳的康复。

二、抑郁

随着社会的变革，生存竞争的加剧及医学模式的转变，精神医学在现代医学中占有越来越重要的位置，情绪抑郁是现代人的健康大问题，可归之为抑郁倾向的情况十分普遍。

（一）什么叫抑郁

情绪抑郁是亚健康的一种表现，是指当人们遇到精神压力、家庭纠纷、生活挫折、事业变动、生老病死、天灾人祸等情况时，产生的抑郁情绪。

（二）抑郁的主要表现

抑郁主要表现为心情抑郁，情绪不宁，失眠或易怒善哭，或咽中、食道等处有异物梗阻等各种复杂的症状，青、中、老年人均可发病。如果不及时纠正，甚至会导致如抑郁症等更严重的精神疾病。

（三）情绪抑郁与抑郁症的鉴别

亚健康状态的抑郁倾向多受周围环境等因素影响，一般是短暂的、一过性的，亚健康的本质大多是可逆的身心失调。若出现抑郁倾向要及时进行干预和疏导，如果心理方面的异常得不到有效控制，很容易进一步转变为精神、心理障碍，最终危害人体的身心健康。

而抑郁症病理程度严重，是一种常见的心理障碍或情感障碍，出现典型的"三低"症状：情绪低落、思维缓慢、意志行为降低。以情绪低落为主要特征，常表现为哭泣、悲伤、失望、睡眠障碍、思维障碍等一系列症状的疾病，是一种忧伤或沮丧的负性情绪体验。严重的抑郁症患者还会出现幻觉、妄想、甚至自杀等精神性症状。

（四）抑郁的中西医治疗

在治疗上，很多人服用西医抗抑郁药来缓解症状，但西药存在疗效有限、显效慢、价格不菲、服药周期长、副作用大、易产生耐药性、撤药反应大、复发率高等问题。中医在治疗郁证上注重气血与脏腑之间相互依存的关系，重视恢复脏腑内在功能的协调，使之在最大程度上恢复到平衡状态。运用传统膏方治疗安全有效，通过治疗不仅能减轻患者的抑郁程度，而且能够改善抑郁患者伴随的躯体不适及焦虑状态。

（五）抑郁的膏方调理

1. 柴胡疏肝膏：肝气郁结型

【出处】《方剂学》。

【主治】精神抑郁，情绪不宁，胸部满闷，胁肋胀痛，痛无定处，急躁易怒，善太息，不思饮食，大便失常，或女子月经失调，舌苔薄腻，脉弦。

【组成】柴胡150g，香附200g，生地黄200g，半夏150g，枳实200g，丹参200g，郁金150g，白芍200g，佛手200g，青皮150g，陈皮150g，茯苓300g，远志200g，香橼150g，神曲200g，泽泻200g，夜交藤300g，酸枣仁300g，合欢皮200g，炙甘草100g。

【加减】若嗳气频作、脘闷不舒者，加旋覆花150g、代赭石200g、苏梗200g、半夏150g；兼食滞腹胀者，加麦芽200g、山楂200g、鸡内金200g消食化滞；若妇女经血瘀滞、经前乳胀腹痛者，加当归200g、益母草200g、红花200g活血通经；若肝气乘脾而见腹胀、腹痛、腹泻者，加苍术200g、白豆蔻200g、厚朴150g健脾化湿，理气止痛。

【制备方法】上药加水煎煮3次，滤汁去渣，合并滤液，加热浓缩为清膏，再加蜂蜜300g，收膏即成。

【服用方法】每次服15～20g，每日2次，早晚各1次，用温开水冲服。

2. 归脾膏：心脾两虚型

【出处】《方剂学》。

【主治】精神恍惚，多思善疑，心悸胆怯，失眠健忘，头晕神疲，面色不华，食欲不振，舌质淡，苔薄白，脉细弱。

【组成】黄芪 200g，党参 200g，茯苓 200g，白术 200g，当归 150g，白芍 200g，酸枣仁 200g，柏子仁 150g，五味子 150g，合欢皮 100g，丹参 200g，生地黄 200g，川芎 150g，谷芽 150g，淮小麦 300g，郁金 150g，香附 150g，龙眼肉 150g，炙远志 150g，灵芝 100g，麦芽 150g，木香 60g，大枣 200g，炙甘草 100g，阿胶 300g。

【加减】若心胸郁闷、情志不舒者，可加佛手 200g 理气开郁；若阴虚有火，舌红、口干、心烦者，可加麦冬 150g、黄连 30g 滋阴清热。

【制备方法】上药除阿胶、龙眼肉外，其余药物加水煎煮 3 次，滤汁去渣，合并滤液，加热浓缩为清膏，再将阿胶、龟甲胶加适量黄酒浸泡后隔水炖烊，冲入清膏，再调入龙眼肉（剪碎）和匀，最后加蜂蜜 300g 收膏即成。

【服用方法】每次服 15 ～ 20g，每日 2 次，早晚各 1 次，用温开水冲服。

【调摄要点】

（1）正确对待客观事物，树立乐观主义精神。积极配合医生治疗，有助于提高疗效。

（2）尽可能地少想事情，多做事情。

（3）多吃海鲜、坚果、蘑菇等食物。

（4）经常参加一些社交活动，主动与人沟通，加强自我心理调摄，是控制和减轻发病的有效方法。

三、视疲劳

（一）什么叫视疲劳

视疲劳是指久视后出现眼睛干涩、眼眶胀痛、头痛、头晕等自觉症状及眼或全身器质性因素与精神（心理）因素相互交织的综合征。中医称之为"肝劳"。

（二）视疲劳的主要表现有哪些

视疲劳会产生一定的视功能减退或一系列的眼部不适。常见的表现有近距离工作不能持久、视物模糊、眼睛干涩、眼及眼眶周围疼痛、流泪、畏光等，甚至会出现头痛、恶心、眩晕等不适，还会导致人们近视加深、出现复视、阅读时易串行、文字跳跃、注意力无法集中等问题，严重影响人们的学习与工作效率。视疲劳若长期得不到改善，会引起视力下降，甚至提前出现老花眼等，严重的还会引发各种眼部疾病。

（三）引起视疲劳的因素有哪些

环境因素：包括光源分布不均匀，光照不足或过强，注视的目标过细、过小或不稳定，长时间注视不动等。

体质因素：包括患有某些疾病如内分泌失调、感染性疾病、颈椎病等，或体质虚弱、过劳等。一部分患者因长期处于紧张的压力之下，身心俱疲，机体免疫力降低，就会出现焦虑、敏感和自主神经功能紊乱的现象，进而导致眼睛的调节能力不足，产生视疲劳。

眼部因素：如未矫正或矫正不合适的屈光不正（包括近视、远视、散光）、短时间集中用眼、瞳孔距离较大、双侧瞳孔大小异常、干眼症等。

需要特别指出的是，视疲劳更加偏爱上班族，随着现代化办公软件的普及，人们需要长时间面对电脑，加之近距离用眼、显示器的辐射、干燥的空调房等因素，使现代人更加容易产生视疲劳。年轻人不可避免地要经常熬夜加班工作，在黑暗环境中长时间看电脑、手机，同样会加重视疲劳，建议在有背景光的环境下看屏幕，或者减少看手机的次数。

如果视疲劳长期存在、无法得到改善，病情加重，甚至会引发干眼症、青光眼等严重眼部疾患。青光眼属于致盲性眼病，尤其是角型青光眼，它的一些症状如眼疼、眼红、流眼泪等和视疲劳非常相似，二者容易混淆，此时可以通过测眼压，查眼底，检查视神经、视野是否受损等医疗手段来确诊，做到早期发现、早期治疗。

（四）视疲劳的膏方调理

1. 六味地黄膏：肝肾阴虚型

【出处】《方剂学》。

【主治】视物模糊，眼睛干涩，有酸痛感，耳鸣，腰膝酸软，头晕健忘，失眠多梦，五心烦热，舌红少苔，脉细数。

【组成】熟地黄150g，枸杞子200g，决明子300g，石斛100g，菟丝子200g，蒺藜200g，山药200g，茯苓200g，山茱萸150g，女贞子150g，当归200g，蜂蜜300g，鹿角胶300g，黄酒300mL。

【加减】若眼睛干涩者，可加北沙参150g、麦冬150g以益气养阴。

【制备方法】上药除鹿角胶外，余药加水煎煮3次，滤汁去渣，合并滤液，加热浓缩为清膏，再加鹿角胶加适量黄酒浸泡后隔水炖烊，冲入清膏和匀，最后加蜂蜜收膏即成。

【服用方法】每次15～20g，每日2次，早晚各1次，用温开水冲服。

2. 归脾膏：气血虚弱型

【出处】《方剂学》。

【主治】眼睛昏花，喜闭眼，头晕，气短，神疲乏力，不思饮食，腹胀，便溏，舌淡苔白，脉沉弱。

【组成】山药 200g，生黄芪 200g，党参 150g，白芍 200g，茯苓 200g，川芎 200g，当归 200g，枸杞子 150g，石斛 150g，熟地黄 200g，女贞子 150g，菟丝子 150g，甘草 200g，阿胶 300g，蜂蜜 300g，黄酒 300mL。

【加减】若伴有心烦失眠，可加百合 200g、远志 200g 安神定志；若大便干结者，可加火麻仁 150g 以润肠通便；若头眼胀痛者，加蔓荆子 150g、菊花 150g 以清利头目、止痛。

【制备方法】上药除阿胶外，余药加水煎煮 3 次，滤汁去渣，合并滤液，加热浓缩为清膏，再将阿胶加适量黄酒浸泡后隔水炖烊，冲入清膏和匀，最后加蜂蜜收膏即成。

【服用方法】每次 15～20g，每日 2 次，早晚各 1 次，用温开水冲服。

3. 滋阴益目膏：阴虚火旺型

【出处】《方剂学》。

【主治】久视后出现视物模糊，眼胀痛、干涩，头晕目眩，五心烦热，颧赤唇红，口干，小便黄，大便干结，舌红，苔少，脉细数。

【组成】熟地黄 200g，白芍 200g，茯苓 200g，当归 200g，知母 200g，决明子 300g，枸杞子 150g，菊花 150g，黄芩 150g，石斛 100g，车前子 150g，升麻 100g，桑叶 150g，女贞子 150g，菟丝子 150g，珍珠粉 50g，蜂蜜 300g。

【加减】若口干喜饮者，可加天花粉 150g、生石膏 100g 以生津止渴。

【制备方法】上药除珍珠粉外，余药加水煎煮 3 次，滤汁去渣，合并滤液，加热浓缩为清膏，冲入珍珠粉，再加蜂蜜收膏即成。

【服用方法】每次 15～20g，每日 2 次，早晚各 1 次，用温开水冲服。

【调摄要点】

（1）改善工作环境，不要在光线昏暗的环境中看书，不要长时间使用电脑。照明光线应明暗适中，直接照明与间接照明相结合，使周围环境的亮度不过分低于工作环境的亮度。

（2）注意用眼卫生。坐姿要端正，视物要保持适当距离。

（3）生活要有规律，休息及睡眠要充分。

（4）干燥季节或使用空调时，室内要保持一定的湿度。

（5）适当加强体育锻炼和均衡饮食。饮食宜清淡且富有营养，多吃富含维生素 A 和 B 族维生素的食物，多吃谷类、豆类、水果、蔬菜及动物肝脏等，如胡萝卜、韭菜、菠菜、番茄、豆腐、牛奶、鸡蛋、瘦肉等，少吃辛辣油腻之品。

（6）定期检查视力，若发现相关疾病应及时治疗。

四、失眠

（一）什么叫失眠

失眠以经常不能获得正常睡眠，不易入睡或睡中易醒、醒后再难入睡、甚则彻夜不眠为主要症状，并伴有不同程度的头晕、头痛、多梦、健忘、心悸等。

而亚健康失眠不完全等同于一般概念上的失眠，它是指身体检查无明显器质性疾病，但会呈现出疲劳，反应能力和适应力减退，自我不适症状。其中失眠为主要症状，包括入睡困难、易醒、醒后再难入睡和白天易困倦等，每周至少发生 3 次并持续 1 个月以上，其他症状均继发于失眠，是大脑机能平衡失调所引起的一种功能性疾患。

（二）失眠的影响因素有哪些

目前认为亚健康失眠的发生可能与个人的生理状况、心理状况、生活方式、居住环境、职业情况及社会交往等多种因素有关。生活节奏加快、工作压力加大和社会竞争加剧、运动锻炼过少，或是生活不规律，熬夜、吸烟、酗酒，或是饮食不节，这些都是目前社会中形成亚健康失眠最直接、最主要的原因。

（三）失眠的危害有哪些

失眠可引起人体免疫力低下，适应能力减退，增加患抑郁、焦虑的危险。严重的失眠还会导致人体糖耐量异常，抗病和康复的能力低下，是多种疾病发生的独立危险因素，有可能会加重或诱发其他的疾病，如高血压病、糖尿病、肥胖等，增加脑卒中的发病风险。

现代医学往往采用镇静催眠类药物来治疗失眠，但这类药物对中枢神经系统有一定的抑制作用，短期应用有效，长期应用产生依赖性、耐受性，且副作用较多，容易产生戒断性反应。而膏方调治失眠主要适用于慢性失眠或反复发作的失眠，临床辨证多为虚证或虚实夹杂证，膏方治疗在此时充分发挥其独有的优势，可以有效改善亚健康失眠的症状。

（四）失眠的膏方调理

1. 归脾宁心膏：心脾两虚型

【出处】《方剂学》。

【主治】多梦易醒，或朦胧不实，心悸健忘，头晕目眩，食欲不振，神疲乏力，面色少华。舌淡，苔薄，脉细弱。

【组成】炙黄芪 300g，茯苓 200g，白芍 200g，当归 200g，党参 200g，丹参 300g，酸枣仁 300g，白术 200g，陈皮 200g，木香 150g，砂仁 60g，熟地黄 200g，远志 150g，刺五加 150g，柏子仁 150g，夜交藤 300g，五味子 150g，神曲 150g，龙眼肉 100g，黄精 100g，大枣 200g，炙甘草 100g，阿胶 300g，黄酒 300mL。

【加减】若不寐较重者，可加生龙骨 150g、生牡蛎 150g 以镇静安神；若兼见脘闷不舒、不思饮食、苔腻者，重用白术，加苍术 200g、半夏 150g 以健脾祛湿，理气化痰。

【制备方法】上药除阿胶外，其余药物加水煎煮 3 次，滤汁去渣，合并滤液，加热浓缩为清膏，再将阿胶加适量黄酒浸泡后隔水炖烊，冲入清膏和匀，最后加蜂蜜 300g 收膏即成。

【服用方法】每次服 15～20g，每日 2 次，早晚各 1 次，用温开水冲服。

2. 安神定志膏：心胆气虚型

【出处】《方剂学》。

【主治】失眠多梦，时易惊醒，心悸，遇事易惊，胆怯怕声，胸闷气短，自汗，倦怠乏力，舌淡，苔薄白，脉细弱。

【组成】党参 150g，茯苓 300g，麦冬 150g，石菖蒲 200g，炙远志 150g，生龙骨 300g，生龙齿 300g，酸枣仁 300g，夜交藤 300g，五味子 150g，合欢皮 150g，刺五加 150g，半夏 150g，胆南星 100g，竹茹 150g，黄连 60g，川芎 150g，百合 200g，木香 150g，阿胶 250g。

【加减】若心肝血虚、惊悸汗出者，重用人参，加白芍 200g、当归 150g、黄芪 200g 以益气养血；若见胸闷、善太息、纳呆腹胀者，加柴胡 150g、香附 150g、陈皮 200g、山药 200g、白术 200g 以疏肝健脾。

【制备方法】上药除阿胶外，其余药物加水煎煮 3 次，滤汁去渣，合并滤液，加热浓缩为清膏，再将阿胶加适量黄酒浸泡后，隔水炖烊冲入清膏和匀，最后加蜂蜜 300g 收膏即成。

【服用方法】每次 15～20g，每日 2 次，早晚各 1 次，用温开水冲服。

3. 泻肝膏：肝郁化火型

【出处】《方剂学》。

【主治】急躁易怒，不寐多梦，甚至彻夜不眠，胸胁胀痛，头痛目赤，耳鸣，口干，口苦，不思饮食，小便色黄，大便秘结，舌红，苔黄，脉弦数。

【组成】柴胡 150g，生地黄 200g，夏枯草 150g，车前子 200g，芦根 200g，当归 200g，合欢皮 150g，茯苓 200g，茯神 200g，郁金 200g，黄芩 150g，香附 150g，甘草 100g，生龙骨 300g，生牡蛎 300g，蜂蜜 300g。

【加减】若胸闷胁胀、善太息者，可加佛手 150g 以疏肝解郁；若为肝胆之火上炎的重症，彻夜不寐、头晕目眩、头痛欲裂、大便秘结者，可加龙胆草 200g、栀子 200g、黄连 60g、黄柏 150g、大黄 100g、青黛 100g、木香 150g 以清泻肝火。

【制备方法】上药加水煎煮 3 次，滤汁去渣，合并滤液，加热浓缩为清膏，再加蜂蜜收膏即成。

【服用方法】每次 15 ～ 20g，每日 2 次，早晚各 1 次，用温开水冲服。

4. 五味宁神膏：心肾不交型

【出处】《方剂学》。

【主治】心烦不寐或多梦易醒，心悸不安，健忘，头晕耳鸣，手脚心热，口干，腰膝酸软，遗精，月经不调，舌红，苔少或无苔，脉细数。

【组成】熟地黄 200g，川牛膝 150g，远志 150g，酸枣仁 300g，生地黄 200g，麦门冬 150g，百合 150g，当归 150g，党参 150g，丹参 300g，茯苓 200g，五味子 150g，夜交藤 300g，磁石 300g，小川连 150g，陈皮 150g，砂仁 100g，谷芽 150g，炙甘草 150g，阿胶 300g。

【加减】若五心烦热、潮热盗汗者，可加黄柏 150g、知母 100g；若心烦不寐、彻夜不眠者，加生龙骨 300g、生龙齿 300g。

【制备方法】上药除阿胶外，其余药物加水煎煮 3 次，滤汁去渣，合并滤液，加热浓缩为清膏，再将阿胶加适量黄酒浸泡后隔水炖烊，冲入清膏和匀，最后加蜂蜜 300g 收膏即成。

【服用方法】每次 15 ～ 20g，每日 2 次，早晚各 1 次，用温开水冲服。

5. 黄连温胆膏：痰热内扰型

【出处】《方剂学》。

【主治】胸脘满闷，心烦懊恼，不寐，恶心，嗳气，口苦，痰多，头晕目眩，舌红，苔黄腻，脉滑数。

【组成】法半夏150g，陈皮200g，淡竹茹200g，枳实200g，山栀200g，黄连60g，竹叶150g，茯苓300g，炒薏苡仁300g，远志150g，珍珠100g。

【加减】兼饮食停滞、胃中不和、嗳腐吞酸、脘腹胀痛、口中黏腻者，可加神曲150g、焦山楂150g、莱菔子150g。

【制备方法】上药加水煎煮3次，滤汁去渣，合并滤液，加热浓缩为清膏，再加蜂蜜300g收膏即成。

【服用方法】每次15～20g，每日2次，早晚各1次，用温开水冲服。

【调摄要点】

（1）建立有规律的生活制度，注意睡眠卫生，保持卧室清洁、安静，远离噪音，避免光线刺激等。

（2）避免熬夜，避免睡前喝茶、喝咖啡、饮酒等，逐步养成良好的生活习惯。

（3）创造有利于入睡的条件反射机制，睡前半小时洗热水澡、泡脚、喝牛奶等，可适当听听音乐、垂钓、写书法、全身或足底按摩等，保持精神舒畅。

（4）适当参加体育活动，运动强度不宜过大，因人、因时制宜，循序渐进，以放松项目为主，如散步、瑜伽、打太极等，以增强体质，改善睡眠。

（5）均衡饮食，避免暴饮暴食和不洁饮食。

（6）保持乐观、知足常乐的良好心态，对社会竞争、个人得失等有充分的认识，避免因挫折导致心理失衡。

五、便秘

（一）什么叫便秘

这里讲的便秘主要是指习惯性便秘，主要临床表现为粪质干硬、排便次数减少、排便困难或排便不尽感，伴或不伴有腹痛、腹胀、纳呆、乏力等症状。

依据《中华人民共和国中医药行业标准》中的《中医病证诊断疗效标准》中医内科病证诊断疗效标准中的便秘的诊断依据为：

排便时间延长，二天以上一次，粪便干燥坚硬。重者大便艰难，干燥如栗，可伴少腹胀急，神倦乏力，胃纳减退等证。排除肠道器质性疾病。

（二）引起便秘的原因有哪些

就老年人来说，随着年龄的增长，人体津液的消耗大于补充，最明显的就是老年人的皮肤比年轻人更加干燥，皮肤弹性差，肠中的水分也是减少的，因而容易出现肠燥津亏的体质特点，导致便秘。而目前临床上发现年轻人便秘也不在少数，随着人们饮食习惯的改变，精细食物所占比例逐渐升高，人们对食物的要求越来越低纤维化，食物中的遗留残渣过少，对肠黏膜刺激不足，导致排便反射迟钝，反射性蠕动减弱，从而造成便秘。另外，便秘的发生也与运动量少、睡眠不足、内分泌紊乱、排便习惯不规律等其他生活因素密切相关。现代年轻人由于工作压力或环境变化等原因，经常会忽视便意，无法引起有效的神经冲动，也会导致便秘的产生。

根据国内外的调查研究发现，便秘的发病与遗传、精神心理、某些药物作用等因素也有一定相关性。

（三）长期便秘的危害

便秘作为一种慢性难治性疾病，已经严重影响人们的生活质量，随着病情的迁延，各种潜在危害也将日益凸显。除了便秘症状外，还会出现恶心、头晕、心悸、食欲减退、烦躁不安、失眠、乏力等伴随症状，甚至有可能诱发或加重其他系统的疾病。体内有毒的代谢物质长时间蓄积体内，无法排出体外，会使肠道微生态环境失衡，增加结直肠癌的发生率，排便时用力过度还可诱发气胸、心梗、中风等高危病情。此外，肠道内部分有害物质能够透过肠壁，扩散到血液及神经系统内，对中枢神经系统造成影响，导致反应迟钝、记忆力减退、注意力不集中等。相关研究证实，便秘甚至还会增加老年痴呆的发病率。

目前西医治疗以泻药、促胃肠动力药等为主要手段，虽然能快速缓解便秘症状，但一经停药，病情易反复，长期服药也会增加副作用或产生药物依赖性，甚至加重便秘。近年来，膏方在调治慢性胃肠疾病方面体现出一定的优势，它依据中医特有的整体观念、辨证论治理论来综合调理。打个比方来说，我们可以把肠道看作河流，粪便就是河中行驶的舟船，便秘就是船在河道中行驶不畅，形成阻塞。膏方的调养原则是养阴润燥，增水行舟，其药效缓和持久，生物利用度高、副作用较小，不仅可以有效改善胃肠道症状，而且可以提高患者的生活质量。

（四）便秘的膏方调理

1. 六磨膏：气秘

【出处】《方剂学》。

【主治】大便干结，或不甚干结，欲便不得出，或便而不爽，肠鸣矢气，常打嗝，胁腹痞满胀痛，舌苔薄腻，脉弦。

【组成】木香 200g，陈皮 200g，乌药 150g，枳实 300g，厚朴 200g，炒槟榔 300g，炒莱菔子 300g，大黄 100g，当归 200g，生地黄 200g，谷芽 150g，神曲 150g，白芍 200g，全瓜蒌 300g，炙甘草 150g，蜂蜜 300g。

【加减】若七情郁结、腹部胀痛甚，加柴胡 150g、香附 150g 和肝理气；若气郁化火、舌红苔黄、便秘腹痛者，加栀子 150g、芦荟 150g 清肝泻火；若兼痰湿、肠鸣粪软、黏腻不畅者，可加皂角子 150g、葶苈子 150g、泽泻 200g 祛痰湿以通便；若跌扑损伤、腹部术后、便秘不通、属气滞血瘀者，可加红花 200g、桃仁 200g 以活血化瘀。

【制备方法】上药加水煎煮 3 次，滤汁去渣，合并滤液，加热浓缩成清膏，再加蜂蜜收膏即可。

【服用方法】每次服 15～20g，每日 2 次，早晚各 1 次，用温开水冲服。

2. 麻子仁膏：热秘

【出处】《方剂学》。

【主治】粪便干结，腹胀或痛，口干口臭，面红身烦，或有身热，小便短赤，舌红，苔黄燥，脉滑数。

【组成】麻子仁 200g，蒲公英 300g，枇杷叶 200g，百合 200g，枳实 150g，厚朴 150g，玄参 200g，生大黄（后下）30g，黄连 60g，元明粉 30g，炙甘草 100g，阿胶 300g，冰糖 200g，黄酒 300mL。

【加减】若口舌干燥、津伤较甚者，可加生地黄 150g、麦冬 150g 以滋阴生津；若肺热气逆导致大肠热结便秘者，可加瓜蒌仁 100g、黄芩 150g、苏子 150g 清肺降气以通便；若兼郁怒伤肝、目赤易怒者，加草决明 150g、芦荟 150g 清肝通便。

【制备方法】上药加水煎煮 3 次，滤汁去渣，合并滤渣，加热浓缩为清膏，再将阿胶加适量黄酒浸泡后隔水炖烊，冲入清膏和匀，最后再加冰糖收膏即成。

【服用方法】每次 15～20g，每日 2 次，早晚各 1 次，用温开水冲服。

3. 黄芪膏：气虚秘

【出处】《方剂学》。

【主治】大便干或不干，虽有便意，但排便不畅，努挣不出，挣则汗出气短，便后乏力，面白神疲，肢倦懒言，舌淡，苔白，脉弱。

【组成】党参 300g，炙黄芪 300g，陈皮 150g，白术 200g，枳实 200g，茯

苓 300g，大枣 200g，炒槟榔 150g，刺五加 200g，淮山药 200g，绞股蓝 150g，炙甘草 100g，阿胶 300g，黄精 200g，蜂蜜 300g，黄酒 300mL。

【加减】若脘腹痞满、纳呆便溏、舌苔白腻者，可加扁豆 200g、生薏苡仁 200g、砂仁 100g，或重用白术以健脾祛湿通便；若排便困难、腹部坠胀者，可加人参 150g、升麻 150g 益气举陷。

【制备方法】上药除阿胶外，其余药物加水煎煮 3 次，滤汁去渣，合并滤液，加热浓缩为清膏，再将阿胶加适量黄酒浸泡后隔水炖烊，冲入清膏和匀，最后再加蜂蜜收膏即成。

【服用方法】每次服 15～20g，每日 2 次，早晚各 1 次，用温开水冲服。

4. 增液膏：阴虚秘

【出处】《方剂学》。

【主治】大便干结，或如羊屎，努挣难下，形体消瘦，头晕耳鸣，五心烦热，两颧潮红，心烦少眠，咽干，腰膝酸软，舌红少苔，脉细数。

【组成】生地黄 300g，熟地黄 200g，枳壳 200g，厚朴 150g，天冬 150g，麦冬 150g，枸杞子 150g，女贞子 150g，杜仲 150g，川牛膝 150g，桑椹子 200g，黑大豆 300g，丹皮 150g，地骨皮 150g，生首乌 200g，制首乌 200g，当归 200g，决明子 200g，谷芽 150g，炙甘草 100g，阿胶 300g，龟甲胶 100g。

【加减】若口干面红、心烦盗汗者，加芍药 200g、知母 150g 助养阴清热之力；若肾阴不足、腰膝酸软者，可加山药 200g、泽泻 150g；若胃阴不足、口渴、食欲减退者，可加沙参 150g、玉竹 150g 养阴增液。

【制备方法】上药除阿胶、龟甲胶外，其余药物加水煎煮 3 次，滤汁去渣，合并滤液，加热浓缩为清膏，再将阿胶、龟甲胶加适量黄酒浸泡后隔水炖烊，冲入清膏和匀，最后加蜂蜜 300g 收膏即成。

【服用方法】每次服 15～20g，每日 2 次，早晚各 1 次，用温开水冲服。

5. 济川膏：阳虚秘

【出处】《方剂学》。

【主治】大便干或不干，排出困难，面色㿠白，腹中冷痛，手足不温，肢冷畏寒，喜热怕冷，腰膝酸冷，小便清长，舌淡，苔白，脉沉迟。

【组成】肉苁蓉 300g，锁阳 150g，菟丝子 150g，熟地黄 200g，怀牛膝 150g，厚朴 150g，枳壳 150g，当归 200g，火麻仁 150g，神曲 150g，干姜 60g，附子 30g，大黄 60g，炙甘草 100g，阿胶 300g。

【加减】若食欲不振者，可加白术 150g、茯苓 150g、陈皮 50g 温补脾胃；若腹中冷痛、排便困难者，可加乌药 150g、木香 100g 缓急止痛。

【制备方法】上药除阿胶外，其余药物加水煎煮 3 次，滤汁去渣，合并滤液，加热浓缩为清膏，再将阿胶加适量黄酒浸泡后隔水炖烊，冲入清膏和匀，最后加蜂蜜 300g 收膏即成。

【服用方法】每次 15 ～ 20g，每日 2 次，早晚各 1 次，用温开水冲服。

【调摄要点】

（1）培养良好的饮食习惯，按时就餐，合理饮食，纠正不良进食习惯，平日宜避免过食辛辣厚味，或饮酒嗜茶无度，亦不可过食寒凉生冷食品，应注意食物粗细搭配，增加粗纤维食物（如蔬菜、水果、粗粮）等，以每天进食 25 ～ 30g 的膳食纤维为宜。也可适当多进食一些富含油脂的食物，如花生、芝麻、坚果等。

（2）多饮水，建议每日饮水量在 1000 ～ 2000mL，以软化粪便，促进肠道收缩，刺激排便。

（3）多食用产气食品，如萝卜、豆类、蜂蜜等，增加产气量，促进肠蠕动。

（4）起居有常，劳逸结合，适度增强体育锻炼，改善气血流通，促进胃肠蠕动。少坐多行，避免少动、久坐、久卧，以便体内气机流畅。

（5）建立正确的排便习惯，切忌忽视便意，避免久蹲、强蹲。可于早晚各做数次提肛运动（肛门括约肌一收一放），增强肛门括约肌力。加强腹肌锻炼，特别是体弱活动少者。

（6）调节情志，戒忧思恼怒，保持心情舒畅，对有精神心理障碍者适时进行心理疏导。

六、耳鸣

（一）什么叫耳鸣

耳鸣是一种在没有外界声、电刺激条件下，人耳主观感受到的声音，是发生于听觉系统的一种错觉。

（二）耳鸣的临床表现有哪些

耳鸣在不同的个体中，叮有不同的感受。有的患者一侧耳鸣，有的患者表现为双侧耳鸣，有的表现为绵绵的蝉鸣之音，有的表现为低沉的嗡隆声，有的阵发为高亢的机器轰鸣声等等，严重影响了人们的生活质量和工作效率。

（三）耳鸣的分类

客观性耳鸣：又称他觉性耳鸣，是一种自己与他人都能听到的耳鸣，引起客观性耳鸣的原因有：颅内及颈部的动静脉瘘，主动脉瘤，或动脉瘤异常，产生与脉搏一致的搏动性耳鸣。

主观性耳鸣：又称自觉性耳鸣，只有患者自己能感受到，可为一侧或双侧，性质多样，可呈铃声、哨声、嗡嗡声、汽笛声、虫鸣声等。引起主观性耳鸣的原因多种多样，常见的病因有外耳道炎症，耵聍异物，中耳炎，肿瘤阻塞，鼓室内病变，耳硬化症，梅尼埃病，耳毒性药物中毒等。

（四）耳鸣的影响因素

生理性因素：较为常见的有年迈体弱、噪声干扰、劳累过度、压力过大、睡眠障碍或受强烈的精神刺激等，均可引起听神经的"异常放电"而出现耳鸣。临床也可以见到少数人因为对食盐、味精、酒精及咖啡因等过敏而引起耳鸣。

病理性因素：如颅内及颈部的动静脉瘘、外耳道炎症、耵聍异物、中耳炎、肿瘤阻塞、耳硬化症、梅尼埃病、耳毒性药物中毒等。

（五）耳鸣的膏方调理

【出处】《极简膏方治百病》。

【主治】自觉耳鸣音调可呈蝉鸣、哨音、汽笛声、隆隆声、风声、拍击声等，可反复发作或持续发作，可受声音环境及精神因素影响，时轻时重，甚至可影响工作、睡眠，可伴有眩晕、耳堵闷感及重听诸证。

【组成】熟地黄250g，山萸肉250g，黄芪200g，当归200g，桔梗200g，葛根200g，柴胡150g，石菖蒲200g，灵磁石250g，五味子150g，山药200g，茯苓200g，郁金150g，川芎150g，香附100g，丹皮150g，丹参150g，桃仁150g，赤芍150g，升麻60g，泽泻100g，蝉蜕100g，路路通150g，地龙100g，刺五加150g，黄精200g，鹿角胶100g，阿胶300g，黄酒500mL。

【加减】若腰酸背痛者，可加骨碎补150g；若口干欲饮、眼红者，可加防风150g、菊花150g；若兼湿浊而苔腻者，可加白术200g、砂仁100g；若痰湿郁而化热者，可加黄芩150g；若口臭、舌苔黄腻者，可加石决明150g、龙胆草150g；若心烦失眠、惊悸不安较重者，可加龙齿200g；若夜尿频多者，可加益智仁200g、桑螵蛸150g。

【制备方法】上药除黄酒、鹿角胶、阿胶外，其余药物加水煎煮3次，滤汁去渣，合并过滤，加热浓缩为清膏。再将鹿角胶、阿胶加黄酒浸泡后隔水炖烊，和饴糖一起冲入清膏和匀，收膏即成。

【服用方法】每次 15～20g，每日 2 次，早晚各 1 次，用温开水冲服。

【调摄要点】

（1）怡情养性，保持心情舒畅，消除来自工作或生活上的各种压力，解除对耳鸣不必要的紧张和误解，保持愉悦心情，可防止耳鸣的发生及加重。

（2）耳鸣患者，应避免处于过分安静的环境下，适度的有声环境有助于减轻耳鸣。

（3）在饮食方面，尽量少饮酒，少喝咖啡，避免中枢神经兴奋造成耳鸣隐患，少吃油腻和甜食。

（4）保证生活规律，不加班熬夜，保持良好作息。

（5）晚上睡前用热水泡脚，有引火归原作用，有助于睡眠及减轻耳鸣。

七、性欲减退

（一）什么叫性欲减退

性欲减退，亦称性欲低下，是指情欲淡漠，在用与过去同等的刺激条件下，未作出相应的性反应，无性交欲望，性欲存在不同程度的抑制。性欲减退除少数是器质性疾病、炎症所引起的之外，大多数属于亚健康状态。

（二）性欲减退的分类

原发性性欲减退：通常是指一直缺乏性欲，表现为缺乏性幻想，很少手淫或肉体交流，且无性快感。

继发性性欲减退：是指原本有性欲和性行为，但因夫妻关系紧张、药物或精神疾病等原因而引起性欲减退。

（三）如何诊断性欲减退

根据中国精神疾病分类方案与诊断标准第二版的修订版，确定性欲减退的诊断标准：①成年而不是老年；②缺乏性兴趣和性活动要求；③持续至少 3 个月；④不是器质性病变、躯体型疾病、酒精或药物所致，也不是某种精神障碍(如神经症、抑郁症、精神分裂症)症状的一部分。

（四）性欲减退的主要表现

已婚男子常表现为对性刺激不感兴趣，缺少应有的性冲动，性感的表达和性刺激的反应水平降低，如对妻子温柔的语言、亲昵的抚摸、热情的接吻等性刺激，都不能引起性兴奋和性冲动，做不出相应的性反应，无性交愿望，阴茎不能勃起或勃起不坚。

已婚女子常表现为缺乏性欲，或虽有性欲，但每次都不能进入持久的高潮期或不能激起性欲高潮，从而得不到性欲的满足。

（五）性欲低下的影响因素

年龄因素：是影响性欲的重要因素。男性多在 30～40 岁时开始减弱，50 岁左右开始减弱明显，但多数能保持至 70 岁，甚至更长。而女性的性欲在 30～40 岁时才达到高峰，绝经后逐渐减退，60 岁左右开始明显减弱。

生理因素：是指一部分女性的性欲与月经周期密切相关，常表现为月经来潮前几天性欲增强，一部分则在月经结束后一周左右较强。多数妇女在妊娠期间性欲有些减退。长期无性生活或很少从性生活中获得快感和满足感者均可使性欲降低，过频的性生活也会导致性欲降低。

营养因素：营养是性爱的物质基础，锌和蛋白质等重要物质元素的缺乏，会使性功能减退，对男子影响明显。充足的营养、丰富的维生素和含锌量高的食物，可在一定程度上维持性功能的正常水平。长期嗜酒可引起血管扩张，阴茎的血流减慢，性欲下降。但香烟和酒精对性功能的影响是可逆的，戒烟戒酒后，大多数人的性功能可逐渐恢复至正常水平。

药物因素：长期大量服用某些药物，会导致性功能减退，甚至可以引发男子阳痿和女子性冷淡。影响性功能的药物种类很多，其中主要有：利血平、心得安、氯丙嗪、普鲁苯锌和一些抗癌药物，若有患者长期接受放射治疗，也会导致性欲低下。

疾病因素：几乎所有的慢性病、严重的全身性疾病、重度疲劳都可以导致男女双方性欲低下。此外，妇科疾病及影响性激素分泌的疾病都会引起女性性欲低下。

情绪因素：性欲减退者多存在情感障碍，负面情感。实验研究表明，性欲减退的女性，其焦虑、抑郁、偏执和敌意均明显高于男性，焦虑和愤怒能直接抑制性欲。再者，当夫妻之间因家事而关系紧张，性生活不和谐，缺乏躯体诱力，均会导致性欲低下。

（六）性欲减退的膏方调理

1. 温阳补育膏：男性

【出处】《极简膏方治百病》。

【主治】性欲低下，腰膝酸软，夜尿频多，面色无华，精神萎靡，神疲乏力，肢冷体寒，后背怕凉，或见阳痿，睾丸萎缩，舌淡，苔薄白，边有齿痕，脉沉细尺弱。

【组成】生晒参150g（另取煎汁），淫羊藿200g，制首乌200g，熟地黄300g，刺五加200g，枸杞子200g，黄芪300g，柴胡150g，丹参150g，桃仁150g，红花100g，鹿茸100g，肉苁蓉200g，五味子150g，当归150g，茯苓200g，白芍200g，巴戟天150g，女贞子200g，续断150g，蛇床子60g，益智仁100g，锁阳150g，麦冬150g，鹿角胶300g，冰糖500g。

【加减】若畏寒肢冷较重者，可加菟丝子200g。

【制备方法】上药除鹿角胶、白冰糖外，其余药物加水煎煮3次，滤汁去渣，合并过滤，加热浓缩为清膏。再将鹿角胶隔水炖烊，白冰糖融化后加入生晒参汁一起冲入清膏和匀，收膏即成。

【服用方法】每次15～20g，每日2次，早晚各1次，用温开水冲服。

2. 滋肾回春膏：女性

【出处】《极简膏方治百病》。

【主治】无性欲或房事淡漠、厌房事、无快感、阴中干涩，腰酸腿软或头晕耳鸣、时有潮热，夜尿多，失眠健忘，多思善虑等，精神郁闷不舒或心烦不宁，胸胁、乳房胀痛等，舌质淡或红，苔薄白，脉沉细或弦。

【组成】海马100g，紫石英200g，淫羊藿200g，巴戟天200g，川牛膝150g，紫河车200g，生麦芽200g，炒麦芽200g，枸杞150g，银杏叶100g，人参须150g，麦冬150g，白芍150g，当归200g，丹参150g，郁金200g，熟地黄300g，玫瑰花150g，白蒺藜150g，香附150g，刺五加200g，炙远志100g，山萸肉150g，大枣150g，鹿角胶150g，阿胶300g，黄酒500g，冰糖500g。

【加减】若五心烦热者，可加鳖甲150g、地骨皮150g；若肾虚腰酸者，可加川断200g、狗脊150g、杜仲150g；若夜尿频多者，可加益智仁150g；若食少便溏者，可加山药200g、陈皮200g健脾益气；若心悸怔忡者，可加龙骨250g、牡蛎250g。

【制备方法】上药除鹿角胶、阿胶、黄酒、白冰糖外，其余药物加水煎煮3次，滤汁去渣，合并过滤，加热浓缩为清膏。再将鹿角胶、阿胶隔水炖烊，白冰糖融化与黄酒一起冲入清膏和匀，收膏即成。

【服用方法】每次15～20g，每日2次，早晚各1次，用温开水冲服。

【调摄要点】

（1）戒烟限酒，控制性生活的频率，起居有常，饮食有节，行为检点。

（2）对于继发性性欲减退应积极治疗原发病，对因治疗。

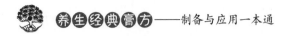

（3）多吃一些含优质蛋白、多种维生素和锌的食物，可维持性功能的正常水平。

（4）保持良好的情绪，维系好夫妻之间的关系，同时对性生活要有比较客观的认识和理解。

第六章

中老年人常用延年益寿膏方

第一节　中老年人的生理、病理特点

中老年一般是指人类生命历程中青年之后的阶段，包括中年和老年。世界卫生组织将 45～59 岁的人群称为中年人，60～74 岁的人群称为年轻的老年人，75 岁以上的人群称为老年人，90 岁以上的人群称为长寿老人。衰老是人类无法抗拒的自然规律，早在《黄帝内经》中就对人衰老的规律有一定的论述，在中老年这个年龄段，人的身体有怎样的变化呢？

《灵枢·天年》说："四十岁，五脏六腑十二经脉，皆大盛以平定，腠理始疏，荣华颓落，发鬓斑白，平盛不摇，故好坐；五十岁，肝气始衰，肝叶始薄，胆汁始灭，目始不明；六十岁，心气始衰，苦忧悲，血气懈堕，故好卧；七十岁，脾气虚，皮肤枯；八十岁，肺气衰，魄离，故言善误；九十岁，肾气焦，四脏经脉空虚；百岁，五脏皆虚，神气皆去，形骸独居而终矣。"可见，不同的脏腑，其衰老的年龄也有所不同。

人的一生有生、长、壮、老、已不同的变化规律，随着年龄的增长，人体的脏腑经络以及精气血津液的生理机能也随之发生相应的变化。当人步入中老年，伴随阴阳及精气血津液的逐渐衰减，脏腑也不可避免地发生着同步的衰老。由于脏腑机能活动的衰退，中老年生理的基本特点是：精气神逐渐衰退、脏腑机能减退、阴阳失调、代谢减缓、形体渐弱等。

老年人五脏日虚、阴阳渐衰，其根本病理特点是"以虚为本"，或因虚致实，虚实夹杂。肾为先天之本，脾胃为后天之本，因此，其虚以脾肾虚为主。且老年病病程较长，常因久病累及他脏，多脏相兼，病症大多比较复杂。

中年是人一生中的重要阶段，步入中年，人体各方面发展到鼎盛时期，脏腑完实，气血充足，但同时此时也是人体衰老的开始，这一时期，脏腑由完实逐渐转为不足，气血也开始逐渐衰弱，阴阳逐渐失衡。加之这个年龄段生活压力相对较大，平时活动少，不注意锻炼身体，长此以往，则会造成正气的衰减，引起脏腑生理功能的过早衰退，产生一系列早衰症状。

第二节　中老年人适合服用膏方吗

中老年人尤适于服用膏方。人上了年纪，或多或少都会出现一些不适症状。这是什么原因造成的呢？

随着年龄的增长，人的气血渐衰，往往导致正气的亏虚，正气就像人体健康的保护伞，正气如果亏虚，就很容易被外邪侵袭，而患其他疾病。因此，我们在治疗疾病时，既要考虑到老年人正虚的因素，也要兼顾其多种疾病，使补治结合。

《寿亲养老新书》指出："上寿之人，血气已衰，精神减耗……大体老人药饵，止是扶持之法，只可温平、顺气、进食、补虚、中和之药治之。"因膏方组成复杂多样，所选药也一般多具有益气补血、滋阴温阳、调和营卫等补益的功效，且作用稳定持久。中老年人长期使用膏方，不但可以多病兼顾，还可以全面调理以延年益寿。

第三节　中老年人的膏方调理

一、衰老

衰老又称老化，是指机体随着年龄增长而发生的生理功能、组织结构和心理行为上的退行性改变，即所谓生理性老化。某些病理过程，也可促使老化的出现和加速，则可称为病理性老化。

老年人精气血津液随着年龄增长不断衰减，脏腑功能也逐渐衰退，肝气衰减，疏泄功能失调，可表现为胸胁不适、情志不畅等症状。心气衰弱，多造成心悸气短、失眠多梦等症状。脾气日衰，消化吸收能力减弱，四肢肌肉失养，故而多见四肢无力、动作迟缓等症状。肺主气，司呼吸，主皮毛。肺气不足，可见语音低微、气短乏力、容易感冒等症状。老年人肾气益衰，肾精不足，因此多见头发苍白、牙齿松动或脱落、耳聋耳鸣、失眠健忘等一系列症状。适当的进补膏方，可增强体质，抵抗衰老，预防疾病，延年益寿。

中年人的身体机能随着年龄的增长由盛转衰，且现今社会节奏加快，工作压力和家庭负担日益加重，中年人大多承受着巨大的心理压力，加之饮食失调、起居失常，容易未老先衰，出现须发早白，耳鸣眼花，腰膝酸软，神疲乏力，心悸失眠，记忆力减退等一系列早衰的症状。早衰多为虚证，进补抗衰延年膏方，可以补虚强壮，强健体魄，改善生活质量，预防早衰。

明代著名医家万全，主张坚持长期服用延年养生之中药，以尽享天年。膏方多药合用，并且主要由补益类中药、胶类、蜂蜜、黄酒等浓缩收膏而成，多具有补虚扶弱之功。中医认为，"正气夺则虚""正气存内，邪不可干""邪之所凑，其气必虚"，长期服用膏方以益气养血、防病于未然，必能延缓衰老、益寿延年。

1. 参鹿补膏：肾阳不足型

【出处】《中华人民共和国药典》。

【主治】精神极易疲乏，怕冷，手脚冰凉，腰膝酸软，头昏耳鸣，夜尿频多，小便清长，或有自觉口渴，或有晨起泄泻。舌淡胖嫩，脉沉细。

【组成】红参80g，鹿肉100g，锁阳200g，淫羊藿300g，续断200g，制狗脊300g，墨旱莲400g，制玉竹100g，仙鹤草400g，鸡血藤800g，女贞子（制）600g，党参200g，麸炒白术300g，熟地黄400g。

【加减】若手脚冰凉明显者，可加附子50g、桂枝150g；若腰酸明显者，可加桑寄生200g。

【制备方法】以上诸药，先将红参水煎二次，每次3～4小时，鹿肉水煎4小时左右，再将参渣、鹿肉渣与剩余其他药同煎二次，每次3～4小时。将药汁分别滤过，澄清，混合后浓缩即得膏。再将砂糖加水进行加热烊化，滤过后混合。贮瓶封存。

【服用方法】口服。每次15～20g，每日2次，早晚饭后各一次，用温开水冲服。

2. 首乌延寿膏：肾精亏虚型

【出处】《世补斋医书》。

【主治】须发早白，失眠健忘，头晕耳鸣，步履乏力，腰膝酸软，筋脉拘挛，容易疲乏，心烦不眠，食欲减退等证者。舌红少苔，脉细数。

【组成】何首乌300g，豨莶草250g，菟丝子250g，炒杜仲150g，怀牛膝150g，女贞子150g，桑叶150g，忍冬藤100g，生地黄100g，桑椹膏100g，黑芝麻膏100g，金樱子膏100g，旱莲草膏100g。

【加减】若平素易感冒者，可加黄芪200g、白术200g、防风150g；若失眠健忘者，可加夜交藤200g、酸枣仁200g、制远志150g；若浮肿尿少者，可加白茅根200g、茯苓300g；若头晕眼花者，可加菊花150g、枸杞子200g。

【制备方法】前几味中药粉碎，用水煎熬，滤汁去渣，共 3 次，滤液合并，浓缩，加入桑椹膏、黑芝麻膏、金樱子膏、旱莲草膏，和匀，加蜜炼适量，烊化收膏成。贮瓶备用。

【服用方法】每次 15g，每日 2 次，早晚开水冲服。

3. 桑椹膏：肝肾亏虚型

【出处】《饲鹤亭集方》。

【主治】身体消瘦，腰膝酸软，潮热盗汗，两颧潮红，手足心热，两目干涩，头晕眼花，口渴咽干，心烦失眠。舌红少苔，脉细弦数。

【组成】黑桑椹 300g，黑大豆 300g，熟地黄 200g，山药 300g，山萸肉 250g，枸杞子 200g，菟丝子 100g，茺蔚子 100g，丹皮 200g，泽泻 150g，龟甲胶 100g。

【加减】若腰酸明显，加续断 100g、桑寄生 150g 以补益肾气。

【制备方法】上药除龟甲胶之外，余药用冷水浸泡 2 小时，入锅加水煎煮 3 次，每次 1 小时，榨渣取汁，合并滤汁，去沉淀物，加热浓缩成清膏。龟甲胶隔水炖烊，冲入清膏中，和匀。

【服用方法】每次 15～20g，每日 2 次，早晚饭后各一次，用温开水冲服。

4. 扶元益阴膏：脾肾不足型

【出处】《慈禧光绪医方选议》。

【主治】头晕目眩，精神不振，腰膝酸软，耳鸣耳聋，气短乏力，神疲食少，胃胀，胃痛，呃逆，食欲减退，下肢或有浮肿，大便溏泻。舌质淡白，脉沉迟而细。

【组成】党参 200g，炒白术 200g，茯苓 200g，当归身 150g，地骨皮 150g，酒炒白芍 100g，丹皮 100g，砂仁 100g，银柴胡 100g，薄荷 100g，鹿角胶 150g，制香附 100g。

【加减】若有尿少、肢肿，加泽泻 200g、猪苓 100g；若有久泻、脱肛，加黄芪 300g、升麻 200g、葛根 200g。

【制备方法】上药共以水熬透，去渣，熬浓，加入鹿角胶溶化，兑炼蜜 350g 为膏。

【服用方法】口服。每次 15～20g，每日 2 次，早晚饭后各一次，用温开水冲服。

5. 补气膏：肺脾气虚型

【主治】气虚自汗，疮疽不起，四肢乏力，少气懒言，气短心悸，大便溏泻，形体羸弱。舌淡，脉弱。

【组成】人参100g，茯苓200g，白术200g，山药200g，黄芪300g，陈皮150g，砂仁100g，炙甘草100g。

【加减】若手脚冰凉者，加附子100g、桂枝100g、泽泻200g。

【制备方法】上药浸泡1小时，水煎3次，分次过滤去渣，将滤液合并，用文火煎熬，浓缩至膏状。

【服用方法】口服。每次15～20g，每日2次，早晚饭后各一次，用温开水冲服。

6. 资生健脾膏：脾胃虚弱型

【出处】《慈禧光绪医方选议》。

【主治】消瘦，四肢无力，食欲减退，进食稍多感觉胃中不适，隐痛，恶心，呕吐，失眠多梦，大便不调。舌苔薄白，脉细滑。

【组成】党参200g，茯苓200，炒白术150g，砂仁100g，木香100g，山药100g，炒柏子仁150g，紫姜朴100g，陈皮150g，炒枳实150g，炒三仙各100g，炙甘草100g。

【加减】若食滞胃脘者，加鸡内金200g；气短倦怠、易疲劳症状明显者，加黄芪300g。

【制备方法】上药浸泡1小时，水煎3次，分次过滤去渣，将滤液合并，用文火煎熬，浓缩至膏状。

【服用方法】口服。每次15～20g，每日2次，早晚饭后各一次，用温开水冲服。

7. 参杞膏：气血两虚型

【出处】验方。

【主治】头目眩晕，失眠健忘，耳鸣，身体消瘦，乏力倦怠，食欲不振，视物昏花，须发早白，腰痛，阳痿，遗精等。

【组成】人参30g，枸杞子300g，杜仲200g，当归200g。

【加减】若心烦、入睡困难者，加阿胶100g、黄连100g、茯神200g。若脾胃虚弱者，加红枣100g。

【制备方法】将上药加水适量，浸泡透发，用文火煎煮，每沸后30分钟以纱布滤取煎液1次，共煎3次，合并煎液再加热浓缩，至较黏稠时，入蜂蜜 300g，熬至滴液成珠为度，收膏，贮瓶备用。

【服用方法】口服。每次 15 ～ 20g，每日 2 次，早晚饭后各一次，用温开水冲服。

8. 琼脂膏：阴虚血少型

【出处】《医学正传》。

【主治】平时脾气大，脉搏跳动比较快，大便干燥，排出困难，尿黄，形体消瘦，咽干口渴，五心烦热，心悸乏力，夜眠不佳，头晕耳鸣，自汗，神疲气短，或有低热。舌红无苔，脉细数。

【组成】鹿角胶 250g，生地黄 500g（洗净，细捣取真汁，去滓），白蜜（煎一二沸，掠去上沫）500g，酥油 250g，生姜 60g（捣取真汁）。

【加减】若目干涩畏光者，或视物不明者，加枸杞子 200g、女贞子 200g、草决明 150g；若盗汗严重者，加牡蛎 300g、浮小麦 200g。

【制备方法】生地黄、生姜用冷水浸泡 2 小时，入锅加水煎煮 3 次，每次 1 小时，榨渣取汁，合并滤汁，去沉淀物，加热浓缩。放入鹿角胶，再入酥油及白蜜同煎，和匀，收膏，贮瓶封存。

【服用方法】口服。每次 15 ～ 20g，每日 2 次，早晚饭后各一次，用温开水冲服。

9. 明目延龄膏：肝阳上扰型

【出处】《清宫膏方精华》。

【主治】急躁易怒，两目干涩，视物昏花，头晕头痛，口渴咽痛，口苦口干，神疲乏力，心悸不宁，失眠多梦，肋骨部位时有胀痛，大便干燥等症状。舌红，脉弦数。

【组成】霜桑叶 300g，菊花 200g，天麻 200g，柴胡 100g，黄芩 150g，车前子 200g，泽泻 200g，炙甘草 100g，蜂蜜适量。

【加减】若头痛目赤明显者，加夏枯草 200g、决明子 200g。

【制备方法】将上药浸泡一小时，以水熬透，去渣，再熬成浓汁，少兑蜂蜜收膏。

【服用方法】口服。每次 15 ～ 20g，每日 2 次，早晚饭后各一次，用温开水冲服。

【调摄要点】

（1）随着年龄的增长，人体的各个器官的机能会不可避免地逐渐衰退，这是生命的自然现象。对于中老年人来说，要坚持适度的体力劳动和锻炼。可选择散步、慢跑、打太极拳、五禽戏等方法进行锻炼，强健体魄，延长寿命。

（2）保持良好的心情，克服焦躁、空虚、抑郁、多疑等不良的情绪，积极面对人生。

（3）饮食有节，起居有常，劳逸结合。

（4）适当服用抗衰老之品，注重日常保健。

（5）养生保健是一项长期持续的任务，必须坚持保养，才能获得健康的体质以达延年益寿。

二、肺部疾病

肺部疾病是老年人群中最为常见的疾病之一，不仅会使老年人行动受到限制，也是导致老年人死亡的主要原因之一。在所有肺系疾病中，尤其以长期的咳嗽、咳痰，喘促为最常见症状，许多老年人往往忽视此症状，日积月累，最终发展严重而追悔莫及。因此正确认识与防治肺部疾病尤为重要。

肺部疾病对老年人的生命安全威胁极大，常见的老年肺系疾病有老年上呼吸道感染、慢性咽炎、慢性支气管炎、慢性阻塞性肺气肿、支气管扩张症、肺癌等疾病。肺部感染则是影响老年人健康的"第一杀手"，其包含肺气肿、肺心病在内的慢性阻塞性肺疾病是全球慢性肺病患者发病及死亡的主要原因之一。其既影响老年人的生活质量，也时时刻刻威胁着老年人的生命安全。老年人肺炎常呈现非特异性表现和隐袭性发病的特点，容易漏诊和误诊，且常合并有慢性阻塞性肺疾病等病症，具有极大的危险性。老年人肺癌因其发病隐匿，常常出现误诊和漏诊；又因患者年龄偏大，伴发及共存的各系统疾病较多，导致治疗困难。那么，为什么老年人更容易得肺部疾病呢？

西医认为，老年人肺脏受损的机制是由于老年人的呼吸器官老化，支气管及肺泡组织弹性降低，肺活量减少，氧的利用能力下降，肺组织的修复机能减退，呼吸道局部防御功能减弱，病原体就容易进入下呼吸道从而引起肺部疾病。老年人机体免疫功能减退，除了生理原因之外，还有基础疾病多样、治疗影响等综合原因引起免疫功能下降，致使流行性感冒及其他肺部疾病的发生。

中医认为，由于年龄的增加，精气血津液不断衰耗，脏腑生理功能减退，气虚神衰，五脏皆虚，正如《灵枢·天年》所说，"百岁，五脏皆虚，神气皆去，形骸独居"。脏腑虚衰，气血失和；或因外邪侵袭，饮食劳倦，病理产物蓄积于体内，导致疾病的发生。

《灵枢·百病始生》指出："风雨寒热，不得虚，邪不能独伤人。卒然逢疾风暴雨不病者，盖无虚……此必因虚邪之风，与其身形两相得，乃客其形。"老年人正气虚弱，抵抗力低下，容易感受病邪，正气难以与邪对抗，不能及时驱邪外出，肺为"华盖"，易受邪气，肺失宣降，引起咳嗽。因此，在治疗上，对体质尚可的老年人，宜"衰其大半而止"，不可过多地使用重剂，以免伤及正气。对年迈体弱病情轻者，可以运用扶正祛邪之法，以安未受邪之地。对病程长久者，也不可过用收敛之品，以避免闭门留寇。对患肺部疾病老年人进行有效的膏方调理，有利于降低损伤，提高免疫力，以抵抗外邪，预防肺部疾病的发生发展。

1. 止咳梨膏：痰热郁肺型

【出处】验方。

【主治】咳嗽气粗，或者喉中有痰声，痰黄质黏稠，咳吐不爽，胸胁胀满，口干欲饮水。舌苔薄黄，脉滑数。

【组成】鸭梨500g，茯苓300g，炙半夏200g，川贝母300g，枇杷叶300g，杏仁150g，前胡100g，百部100g，款冬花200g，生甘草100g，蜂蜜500g。

【加减】若咳嗽频繁者，可加黄芩150g以清肺热；若咳痰黄稠、咳吐不爽者，加瓜蒌150g、黄芩100g、桑白皮150g以清热化痰；若咳痰伴有血丝者，加白茅根150g、侧柏叶150g以凉血止血；若咳嗽咳血者，可加茜草根150g、丹皮150g凉血止血；若口渴、口干咽燥者，加芦根200g、天花粉150g以生津止渴；若咽喉红肿热痛者，加玄参200g、板蓝根200g以清热利咽。

【制备方法】将鸭梨洗净，榨汁备用。诸药择净，研细，与梨渣同煎3次，滤液合并，文火浓缩，加入梨汁、蜂蜜煮沸收膏即成。

【服用方法】口服。每次15～20g，每日2次，早晚饭后各一次，用温开水冲服。

2. 葛根膏：痰湿蕴肺型

【出处】《老年人健康调理膏方》。

【主治】咳嗽反复发作，痰白且多，痰黏稠，晨起或进食后咳痰加重，胸闷气短、胸脘痞闷，不思饮食，大便时有溏泻。舌苔腻，脉濡缓或濡滑。

【组成】苏叶100g，枳壳300g，前胡100g，半夏200g，广陈皮200g，桔梗150g，云茯苓300g，葛根300g，木香100g，甘草100g，党参200g。

【加减】若咽痒而咳、微恶风者，可加桑叶 200g、金银花 200g、蝉蜕 150g、牛蒡子 100g 以宣肺散邪；若咽喉干涩、哽痛明显者，加玄参 200g、沙参 150g、生石膏 150g 以清燥润肺；若声音嘶哑、痰中带血者，加南沙参 200g、阿胶 100g、白及 100g、仙鹤草 150g 以养阴清肺，化痰止血；若见胸胁胀痛、脘腹胀满者，加柴胡 100g、厚朴 150g、大腹皮 150g 以加强行气解郁之力；若湿浊较重，见胸闷、不思饮食者，加藿香 150g、佩兰 200g、厚朴 200g 以化湿运脾；若头目不清者，加蔓荆子 200g、白蒺藜 150g 以清利头目；若头晕目眩者，可加天麻 150g、僵蚕 100g 以息风化痰；若咳嗽痰多而兼有恶风发热者，可加荆芥 200g；若痰黄黏稠者，可加胆南星 150g、瓜蒌 200g；若食少便溏者，可加白术 200g、泽泻 200g。

【制备方法】将上药用冷水浸泡 2 小时，入锅加水煎煮 3 次，每次 1 小时，榨渣取汁，合并滤汁，去沉淀物，加热浓缩成清膏，再加红糖适量，和匀，收膏，贮瓶备用。

【服用方法】口服。每次 15～20g，每日 2 次，早晚饭后各一次，用温开水冲服。

3. 雪梨膏：肺阴亏耗型

【出处】《老年人健康调理膏方》。

【主治】干咳，咳嗽呛急，咳痰不爽，涩而难出，或见痰中见血，咽喉干燥哽痛，发音嘶哑，上气喘促，心烦少寐，或见午后潮热，神疲乏力。舌红，苔白而干，脉细而数。

【组成】秋梨 1000g，萝卜 500g，藕汁 500g，生姜 250g，贝母 300g，麦门冬 300g，生地黄 250g，白茅根 300g，百合 200g，桔梗 150g。

【加减】若发热甚者，加川黄连 100g、石膏 200g 以清热泻火；若咳痰色黄黏稠甚者，加黄芩 150g、栀子 150g、百部 100g 以清热润燥；若痰多者，加胆南星 200g、法半夏 200g 以化痰；若咽干津少者，加天花粉 200g、芦根 200g 以生津止渴；若见恶寒者，加荆芥 150g、防风 150g、桑叶 100g 以解表；若咽痒而咳、微恶风者，可加桑叶 200g、杏仁 200g、牛蒡子 150g 以宣肺散邪；若咽喉干涩明显者，加玄参 200g、石斛 200g、生石膏 150g 以清燥润肺；若咳嗽甚者，可加入杏仁 200g、桑白皮 200g；若骨蒸潮热明显者，加银柴胡 150g、胡黄连 150g 以清退虚热；若大便干燥者，加郁李仁 150g、火麻仁 150g、石斛 200g 以滋阴润肠通便。

【制备方法】将上药捣烂加清水煎煮 3 次，至味尽过滤去渣，合并 3 次滤液。兑适量蜂蜜和白糖，煎熬收膏，冷却后放入瓶中备用。

【服用方法】口服。每次 15 ~ 20g，每日 2 次，早晚饭后各一次，用温开水冲服。

4. 阿胶膏：气阴两虚型

【出处】《老年人健康调理膏方》。

【主治】咳嗽无力，气短声低，呛咳痰少，痰黏，喘促，神疲乏力，畏风，怕冷，烦热口渴，咽干。舌红苔剥，脉细兼数。

【组成】阿胶 100g，杏仁 100g，山药 300g，白茯苓 300g，白术 200g，白扁豆 200g，川贝母 250g，天门冬 300g，生地黄 200g，生姜 100g，白蜜 200g。

【加减】若口干咽燥甚者，加沙参 200g、玉竹 150g、百合 150g 滋阴润燥；若声音嘶哑、痰中带血者，加南沙参 200g、白及 150g、仙鹤草 100g 以养阴清肺，化痰止咳止血。

【制备方法】除阿胶外余药用冷水浸泡 2 小时，入锅加水煎煮 3 次，每次 1 小时，榨渣取汁，合并滤汁，去沉淀物，加热浓缩，阿胶研成粗末，用适量黄酒浸泡，隔水炖烊，冲入膏中，兑入白蜜，和匀。

【服用方法】口服。每次 15 ~ 20g，每日 2 次，早晚饭后各一次，用温开水冲服。

5. 桑杏膏：燥痰伤肺型

【出处】《方剂学》。

【主治】干咳，咳嗽呛急，气喘，咽喉干燥发痒，咳痰不多或痰中带血。初起可见头痛，鼻塞，身热等症状。舌红少苔，脉细数。

【组成】桑叶 200g，大贝母 200g，薄荷 100g，豆豉 200g，前胡 150g，牛蒡子 200g，南沙参 100g，天花粉 200g，芦根 200g，梨皮 300g，杏仁 100g。

【加减】若咳嗽引胸胁痛者，加竹茹 200g、丝瓜络 150g 清热化痰；若干咳痰中带血者，加藕节炭 200g、百部 200g 凉血止血；若久咳、呛咳者，加罂粟壳 100g 敛肺止咳；若痰黏稠不易咳者，加天竺黄 100g、天冬 200g、百合 150g 润肺化痰；若咳白色黏痰者，加苏子 150g、白芥子 150g、莱菔子 150g 下气化痰；若咳嗽痰黄者，可加生石膏 150g、胆南星 100g 清热化痰；若胸闷甚者，加枳壳 200g、瓜蒌 150g 宽胸理气；若胸痛甚者，加乳香 150g、没药 150g 活血止痛。

【制备方法】上药冷水浸泡 2 小时，入锅加水煎煮 3 次，每次 1 小时，榨渣取汁，合并滤汁，去沉淀物，加热浓缩成膏。

【服用方法】口服。每次 15～20g，每日 2 次，早晚饭后各一次，用温开水冲服。

6. 奚氏固卫清肺化痰膏：肺卫不固型

【出处】《老年人健康调理膏方》。

【主治】平时容易感冒，神疲乏力，气短懒言，自汗恶风，流涕，反复咳嗽，咳痰无力，头痛身痛。舌淡苔白，脉无力。

【组成】黄芪 300g，防风 200g，百合 200g，浮小麦 200g，生地黄 200g，山药 200g，核桃仁 200g，乌梅 100g，白术 100g，女贞子 100g，旱莲草 100g，太子参 100g，半夏 100g，陈皮 100g，砂仁 100g，辛夷 100g，苍耳子 100g，桔梗 100g，紫菀 100g，款冬花 100g，桑白皮 100g，炙鸡内金 100g。

【加减】若头痛鼻塞、汗出恶风、表证明显者，可加白芍 200g、桂枝 100g、生姜 100g、大枣 200g；若声嘶者，加蝉蜕 150g、木蝴蝶 100g；若咽痛者，加黄芩 150g、玄参 200g、马勃 150g；若发热、咽喉红肿者，加连翘 200g、夏枯草 150g、板蓝根 150g；若咽痒者，加白僵蚕 150g、蝉蜕 150g；若胸满咳逆、痰涌、便秘者，加葶苈子 150g、大黄 100g、芒硝 100g；若痰黏难咳者，加知母 150g、贝母 200g；若痰带血丝者，加天冬 200g、阿胶 100g；若喘促者，加白果 100g、地龙 150g；若胸闷气促者，加葶苈子 200g、枳壳 150g、瓜蒌皮 150g；若肺气郁滞、胸闷气逆者，加瓜蒌 200g、枳壳 150g、旋覆花 150g；若胸痛者，加郁金 200g、丝瓜络 150g；若食少腹胀者，加茯苓 200g；若有呕吐者，加竹茹 200g、淡竹叶 150g、木香 100g。

【制备方法】上药冷水浸泡 2 小时，入锅加水煎煮 3 次，每次 1 小时，榨渣取汁，合并滤汁，去沉淀物，加热浓缩成膏。

【服用方法】口服。每次 15～20g，每日 2 次，早晚饭后各一次，用温开水冲服。

7. 冬花膏：风邪袭肺型

【出处】《老年人健康调理膏方》。

【主治】咳嗽咳痰，咽痒，呛咳气急，痰白或黄，或伴气喘。鼻塞，流清涕，头痛，肢体酸痛。舌苔薄白，脉浮而紧。

【组成】款冬花 200g，川贝母 200g，橘红 200g，党参 200g，远志 200g，麻黄 150g，前胡 200g，五味子 100g，杏仁 100g。

【加减】若外感风寒初起，恶寒发热、头痛鼻塞较重者，加防风 150g、生姜 100g、紫苏 100g；若见身热者，可加金银花 200g、菊花 200g、连翘 150g；若干咳无痰者，加瓜蒌 200g、知母 200g；若久咳不愈者，加沙参 200g、知母 200g；若兼咳血者，加荆芥穗 200g、丹参 150g、赤芍 150g、白茅根 150g；若咳而咽痛者，加牛蒡子 200g、山豆根 100g、射干 100g、连翘 150g；若咳而痛引两胁者，加香附 200g、柴胡 100g、栀子 150g；若咳而吐苦水者，加吴茱萸 200g、夏枯草 150g、法半夏 150g；若咽干口渴者，加沙参 200g、麦冬 200g、天花粉 150g；若咳嗽有痰而夜卧不安者，加石菖蒲 200g、柏子仁 150g、茯神 200g。

【制备方法】上药研末，加适量水煎煮，浓缩，去渣存汁；再加适量蜂蜜，文火煎煮，滴水为度。贮瓶备用。

【服用方法】口服。每次 15～20g，每日 2 次，早晚饭后各一次，用温开水冲服。

8. 补肺止咳膏：脾肺气虚型

【出处】《中医临床研究》。

【主治】咳嗽日久，痰多稀白，低热，气短多汗，咳嗽无力，腹部胀闷，消化不良，便溏，面色㿠白，神疲乏力，四肢欠温。舌质偏淡，苔薄白，脉细无力。

【组成】北沙参 300g，天冬 250g，麦冬 250g，陈皮 250g，杏仁 200g，川百部 200g，炙枇杷叶 100g，法半夏 250g，大贝母 200g，五味子 200g，潞党参 300g，炒白术 200g，云茯苓 200g，甘草 100g，炙黄芪 200g，淮山药 200g，当归 150g，干地黄 200g，炒白芍 200g，南沙参 250g。

【加减】若咳嗽不止者，加乌梅 150g、诃子 100g、罂粟壳 100g、地骨皮 150g、紫菀 150g、款冬花 200g；若咳嗽痰多、自汗疲乏明显者，去五味子，加防风 150g、薏苡仁 150g、莱菔子 150g；若虚汗多者，加龙骨 300g、牡蛎 300g、大枣 200g；若面白唇淡、自汗、汗出不温者加桂枝 150g；若口干、咽喉红肿、潮热盗汗者，加黄柏 200g、太子参 150g、玉竹 150g、知母 200g、石斛 150g；若食欲不佳者，加焦三仙各 100g；若大便不成形者，加炒白扁豆 200g。

【制备方法】上药研末，加适量水煎煮，浓缩，去渣存汁；再加适量蜂蜜，文火煎煮，滴水为度。贮瓶备用。

【服用方法】口服。每次 15～20g，每日 2 次，早晚饭后各一次，用温开水冲服。

9. 参地膏：肾气亏虚型

【出处】《老年人健康调理膏方》。

【主治】咳喘气短，动则喘甚，吸气不利，形体瘦弱，腰酸膝软，小便频数清长，遗尿，心慌，不耐劳累。苔薄，舌淡，脉弱。

【组成】熟地黄 200g，人参 100g，黄精 100g，补骨脂 100g，麦门冬 100g，五味子 100g，玉竹 100g，黄芪 150g，桂枝 150g，黑芝麻 100g，胡桃肉 150g。

【加减】若咳中带血者，加血余炭 200g、三七 100g、藕节炭 200g；若伴痰涎壅盛者，加生半夏 200g、白术 200g、川贝母 150g；若伴夜尿多者，加锁阳 200g、肉苁蓉 200g、附子 100g；若伴遗精或阳痿者，加锁阳 150g、桑螵蛸 200g、附子 100g、肉苁蓉 150g。

【制备方法】上药除黑芝麻、胡桃肉、人参外，余药加水煎煮 3 次，滤汁去渣，合并滤液加热浓缩为清膏，黑芝麻、胡桃肉研碎，合人参分别研细末，冲入清膏和匀；最后加入蜂蜜 300g，文火煮，滴水为度，收膏，贮瓶备用。

【服用方法】口服。每次 15 ～ 20g，每日 2 次，早晚饭后各一次，用温开水冲服。

10. 滋金补水膏：肺肾阳虚型

【出处】《时珍国医国药》。

【主治】平素易感冒，反复咳嗽，神疲乏力，或见消瘦，四肢不温，关节疼痛，睡眠欠佳。舌暗红，苔白腻，脉沉。

【组成】鹿茸 100g，百合 150g，陈皮 200g，茯苓 200g，桔梗 200g，大贝母 150g，枳实 150g，法半夏 150g，炒鸡内金 200g，山楂 150g，桃仁 100g，丹参 100g，瓜蒌仁 150g，杏仁 150g，石韦 200g，怀牛膝 200g，独活 200g，紫菀 200g，柴胡 100g，麦冬 200g，五味子 150g，三七 100g，连翘 150g，薏苡仁 200g，黄芩 150g，川断 200g，甘草 100g。

【加减】若咳而遗尿者，加山药 200g、益智仁 150g、覆盆子 200g 以补肾固涩；若咳而遗尿者，加赤石脂 100g、诃子 100g、罂粟壳 100g、乌梅 100g 以收涩敛肠。

【制备方法】将上药用冷水浸泡 2 小时，入锅加水煎煮 3 次，每次 1 小时，榨渣取汁，合并滤汁，去沉淀物，文火加热浓缩成膏，贮瓶备用。

【服用方法】口服。每次 15 ～ 20g，每日 2 次，早晚饭后各一次，用温开水冲服。

【调摄要点】

（1）注意室内外的通风换气，定时开门或开窗，保持空气的新鲜，减少各种有害气体的污染。每天用湿抹布抹去桌面及家具的灰尘，扫地前先洒些水，以免尘埃飞扬，刺激呼吸道而引起咳嗽。

（2）平时加强锻炼。适当参与体育活动，活动肢体关节，可以促进血液的循环及新陈代谢，改善呼吸功能，改善身体总体素质和提高机体的抵抗力。太极拳、散步、慢跑、瑜伽、游泳、体操等均可采用。

（3）饮食以营养丰富、易消化的食物为主，避免辛辣之品，多食用新鲜的蔬菜、水果。

（4）严禁烟酒，可适当饮用茶水。

（5）老年体弱，流感期间避免出入人群多的地方，以免被传染。

三、老年性皮肤瘙痒

老年性皮肤瘙痒是老年人临床上较为常见的疾病之一，是指无原发性的皮肤损害，以瘙痒为主要症状的皮肤感觉异常性的皮肤疾病。其主要表现为皮肤瘙痒难忍，干燥，搔抓后导致抓痕、血痂、色素沉着、皮肤肥厚以及苔藓样变等皮损。本病多发生在气候干燥寒冷的地区，男性的发病率相对略高于女性，晚间瘙痒比白天更为严重且在老年人群中的发生率非常高。皮肤瘙痒属于中医学"风瘙痒""痒风"的范畴。老年性皮肤瘙痒，其症状虽轻，但病程往往较长，病情日渐加重，使患者身心都很痛苦，西医对于此病无特效的治疗方法。随着近些年来中医药的不断完善和在临床中的应用，中医对该病的治疗取得了一定的效果。

现代医学认为，老年性皮肤瘙痒的发病机制主要与患者的皮脂腺功能减退、油脂分泌减少以及退行性的萎缩等因素有关。此外，肝胆疾病、糖尿病、肾病、甲状腺功能异常、贫血、习惯性便秘、心理疾病等因素也与老年皮肤瘙痒的发生密切相关。

中医文献对皮肤瘙痒有诸多记载，《诸病源候论》记载："风瘙痒者，是体虚受风，风入腠理，与气血相搏，而俱往来在于皮肤之间，邪气微，不能冲击为痛，故但瘙痒也。"《丹溪心法》云："诸痒为虚，血不荣于肌腠，所以痒也。"《杂病源流犀烛》中也提到："血虚之痒，虫行皮中，风邪之痒，痒甚难忍，皮虚之痒，或肝肾阴亏、精血不足、年老体衰，无以充养，阴虚血燥风动而致痒。"大多数中医学者将老年性皮肤瘙痒分为血热风燥证、血虚风燥证、血瘀风燥证。老年人皮肤瘙痒尤以血虚生风，风燥不能濡养肌肤为主要原因。

1. 龟苓膏：血热风燥型

【出处】验方。

【主治】皮肤瘙痒剧烈，遇热更加严重，心烦口渴，干痒难忍，大便秘结，夜眠不佳，手脚心热，小便黄。舌质红，苔薄黄，脉浮数。

【组成】龟甲150g，土茯苓150g，广金钱草150g，地黄150g，防风150g，川木通150g，金银花150g，槐花150g，茵陈150g，甘草100g，蜂蜜适量。

【加减】若热甚者，加丹皮200g、浮萍150g；若夜间瘙痒严重者，可加蝉衣200g、煅牡蛎200g。

【制备方法】将龟甲醋炒，打碎后与上述诸药同放锅中，水煎3次，滤液合并，文火熬浓，加入适量蜂蜜，煮沸收膏。

【服用方法】口服。每次15～20g，每日2次，早晚饭后各一次，用温开水冲服。

2. 润燥止痒膏：血虚风燥型

【出处】验方。

【主治】皮肤经常瘙痒，皮损颜色发红，脱落皮屑多，头晕目眩，失眠多梦，口燥咽干，大便干结。舌红少苔，脉沉细。

【组成】白芍200g，赤芍200g，丹皮200g，白蒺藜150g，白薇150g，何首乌150g，桑椹子150g，旱莲草150g，鸡血藤300g，益母草300g，川芎200g，生地黄200g，熟地黄200g，丹参200g，蝉蜕100g，女贞子100g，桃仁100g，杏仁100g，当归100g，防风100g，荆芥100g，神曲100g。

【加减】若见面色不华者，可加黄芪300g、阿胶100g；若瘙痒严重者，加全蝎100g、地骨皮200g。

【制备方法】将上述药加水连熬三次，滤液合并，文火煎成浓膏，加入蜂蜜收膏。

【服用方法】口服。每次15～20g，每日2次，早晚饭后各一次，用温开水冲服。

3. 祛瘀养肤膏：血瘀风燥型

【出处】《内蒙古中医药》。

【主治】皮肤干燥瘙痒，下肢皮肤发暗，肥厚增生，身体或有瘀斑或瘀点，时有腰痛，偶有怕冷，大便秘结，睡眠差。舌红苔薄，脉细弦。

【组成】地鳖虫250g，桃仁200g，龟甲胶200g，熟地黄300g，麦冬300g，当归300g，赤芍300g，菟丝子300g，黄精300g，鸡血藤300g，桑椹300g，牛膝300g，枳壳200g，陈皮250g，白术250g，茯苓300g，何首乌300g，牡丹皮300g，桑叶300g，全蝎100g，乌梢蛇250g，白蒺藜250g，皂针250g，浙贝母250g。

【加减】若见胃脘部不适者，加鸡内金200g、海螵蛸200g。

【制备方法】上药除龟甲胶之外，余药用冷水浸泡2小时，入锅加水煎煮3次，每次1小时，榨渣取汁，合并滤汁，去沉淀物，加热浓缩成清膏。龟甲胶隔水炖烊，冲入清膏中，和匀。

【服用方法】口服。每次15～20g，每日2次，早晚饭后各一次，用温开水冲服。

【调摄要点】

（1）在日常的生活中，患者应注意生活规律，进行适当锻炼。

（2）饮食方面以清淡易消化食物为宜，不宜食虾蟹海鲜等易过敏的食物，少食辛辣刺激性食物，忌烟、酒、浓茶及咖啡。可适当增加清润滋阴之品，如银耳、雪蛤、玉竹、山药等，多吃富含维生素A的食物如猪肝、西蓝花、胡萝卜、鱼肝油等。

（3）可适当服用龟苓膏，现代医学研究表明，龟苓膏性温和，对改善老年性皮肤瘙痒有良好的作用，并且可以提升人体免疫力，老少咸宜，是现代人不可或缺的养生圣品。但龟苓膏并非所有人适用，其性偏于寒凉，胃寒和脾胃虚弱者应少服。

（4）注重全身的皮肤护理，洗澡水温不宜过高，不用碱性肥皂，尽量不搓擦，因为这些都会影响人体正常皮肤弱酸性pH值环境，继而造成皮肤屏障的损伤。可使用保湿效果好、无香精、无酒精、无刺激的护肤品进行全身护肤。

（5）老年人需要注意贴身衣物及床上用品选择，减少或避免毛织、化纤等制品，推荐使用纯棉制品。

（6）保持心情愉快，预防不良的心理和精神因素加重瘙痒症状，鼓励老人多参加活动，培养兴趣爱好，转移老年患者的注意力，以减轻心理负担，缓解症状。

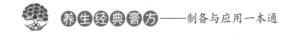

（7）寻找瘙痒病因，排除全身性疾病，对症治疗。

四、老年骨病

根据流行病学研究，目前我国60岁以上人口已超过21亿，随着人口老龄化日渐严重，老年人的骨病问题已成为我国面临的重要公共健康问题。约60%以上的老年人都有过腰腿痛、肩颈痛的经历，疼痛直接影响着老年人的日常生活。因此，正确认识与防治老年骨病尤为重要。

老年骨病最常见的有骨质疏松，骨质增生，肩周炎，颈椎病，腰椎间盘突出症等。骨质疏松以骨量减少，骨的微观结构退化、破坏为特征，骨的脆性增加，容易发生骨折，常见的症状有疼痛（疼痛沿脊柱向两侧扩散，仰卧或坐位时疼痛减轻，直立时后伸或久立、久坐时疼痛加剧，弯腰、咳嗽、用力大便时加重）身长缩短、驼背，骨折，呼吸功能下降等。

骨质增生即增生性的骨关节炎，是由软骨组织长期退化而形成的，属于退行性骨关节病变的一种。人体的所有关节均有发生该情况的可能，但是发生率最高的是膝关节骨质增生。发病人群多为中老年病人，其主要症状是行走时的剧烈疼痛，重则影响行动。

肩周炎是肩周肌肉、肌腱、关节囊和滑囊等软组织的慢性炎症，形成关节内外粘连，从而妨碍肩部的活动。因为本病好发于50岁左右中年人，所以又叫"五十肩"。颈椎病属于颈椎的退行性病变，主要表现为枕颈部疼痛，经常性头晕，突然转头时眩晕，或见手指发麻、无力，肩部发酸。腰椎间盘突出症也是引起慢性腰腿痛的重要原因之一。

中医认为，大多骨病的发生与肾有关，肾为先天之本，藏精、主骨生髓。老年人肾气不足，且易感风寒湿等外邪，因此容易患骨病。老年骨病需要较长的疗程进行调理，腰腿疼痛的缓解并非一日之功，膏方适合长期服用，并且药效持久。

1. 右归膏：肾精亏虚型

【出处】《方剂学》。

【主治】腰背疼痛，腰酸腿软，驼背弯腰，畏寒喜暖，小便频数，且夜尿多，或可伴有手足心热，健忘，咽干口燥，头晕目眩，自汗，夜间盗汗。适用于肾精亏虚之老年骨质疏松，腰椎间盘突出症等骨关节疾病。

【组成】熟地黄300g，山药200g，枸杞子200g，附子100g，山茱萸200g，鹿角胶100g，当归200g，肉桂100g，杜仲200g，菟丝子100g。

【加减】若口渴重者，可加桑椹 200g、天冬 200g、麦冬 200g。

【制备方法】将诸药择净，研细，水煎 3 次，滤液合并，文火浓缩，加入鹿角胶，适量蜂蜜煮沸收膏，贮瓶备用。

【服用方法】口服。每次 15 ~ 20g，每日 2 次，早晚饭后各一次，用温开水冲服。

2. 三胶膏：脾肾不足型

【出处】《中医研究》。

【主治】身体疲乏，头晕目眩，腰膝酸软疼痛，步履艰难，记忆力减退。舌红苔白，脉沉细。适用于脾肾不足之老年膝骨性关节炎，骨质疏松，腰椎间盘突出症等骨关节疾病。

【组成】阿胶 100g，龟甲胶 100g，鹿角胶 100g，炒白术 200g，薏苡仁 200g，黄芪 200g，黄精 200g，血竭 50g，制乳香 200g，制没药 200g，生地黄 200g，菟丝子 200g，补骨脂 200g，牛膝 200g，旱莲草 200g，柴胡 100g，郁金 100g，海桐皮 100g，伸筋草 100g，透骨草 100g，泽泻 100g，茯苓 100g，三七 100g，鳖甲 200g，牡丹皮 200g，玉竹 100g，麦冬 100g，穿山甲 100g。

【加减】若食欲不振者，加党参 150g、鸡内金 200g；若心神不宁者，加石菖蒲 150g、远志 100g、酸枣仁 100g、柏子仁 100g；若性欲冷淡、小便清长者，加益智仁 150g、淫羊藿 150g。

【制备方法】鳖甲打碎先煎，再将上药除阿胶，龟甲胶，鹿角胶外，加水煎煮三次，滤汁去渣，将三次滤液合并，文火熬浓成清膏，再将龟甲胶、鹿角胶加适量黄酒浸泡后隔水炖烊，冲入清膏，和匀，收膏。贮瓶备用。

【服用方法】口服。每次 15 ~ 20g，每日 2 次，早晚饭后各一次，用温开水冲服。

3. 健肾强骨膏：肝肾亏虚型

【出处】《健肾强骨膏治疗原发性骨质疏松症的临床研究》。

【主治】腰背疼痛，痛处不定，屈伸不利，活动受限，腰膝酸软，劳累更甚，卧或休息时减轻，或见身高降低，骨折，耳鸣健忘，阳痿。舌质红，脉细。适用于老年肝肾亏虚之骨质疏松症。

【组成】熟地黄 250g，山茱萸 150g，（酒）肉苁蓉 100g，茯苓 150g，当归 100g，党参 150g，（酒）仙茅 150g，枸杞子 250g，黄芪 250g，淫羊藿 100g，巴戟天 150g，菟丝子 150g，山药 150g，白芍 100g，杜仲 150g，生地黄 200g。

【加减】若见潮热盗汗者，加黄柏 150g、知母 200g。

【制备方法】上药用冷水浸泡 1 小时，入锅加水煎煮 3 次，每次 1 小时，榨渣取汁，合并滤汁，去沉淀物，加热浓缩成膏。

【服用方法】口服。每次 15～20g，每日 2 次，早晚饭后各一次，用温开水冲服。

4. 益寿强身膏：气血亏虚型

【出处】《中华人民共和国药典》。

【主治】腰膝酸软，神疲乏力，头晕目眩，心悸气短，失眠健忘。舌淡，脉细。适用于气血亏虚之骨质疏松，腰椎间盘突出症等骨关节疾病。

【组成】人参 100g，党参 200g，茯苓 200g，黄芪 200g，白术 200g，山药 200g，炙何首乌 200g，当归 200g，熟地黄 200g，川芎 200g，泽泻 200g，牡丹皮 200g，牛膝 200g，白芍 200g，杜仲叶 200g，续断 200g，阿胶 150g，红花 200g，三七 100g，炙甘草 200g，黄精 200g，陈皮 200g。

【加减】若腰腿疼痛明显者，加海桐皮 200g、海风藤 200g、桂枝 100g。

【制备方法】将诸药择净，研细，水煎 3 次，滤液合并，文火浓缩，加入阿胶、倍量蜂蜜煮沸收膏即成，贮瓶备用。

【服用方法】口服。每次 15～20g，每日 2 次，早晚饭后各一次，用温开水冲服。

5. 五枝膏：风湿阻络型

【出处】《圣济总录》。

【主治】四肢关节疼痛，走窜不定，长时间不愈，寒冷及阴雨天加重。适用于风湿日久的老年骨质增生，膝骨性关节炎，肩周炎，颈椎病，腰椎间盘突出症等骨关节疾病。

【组成】桑枝 1000g，桃枝 1000g，槐枝 1000g，柳枝 1000g，百灵藤枝 1000g，黑豆 1500g，羌活 60g，防风 60g。

【加减】若易疲劳者，加人参 50g、紫河车粉 50g。

【制备方法】上药八味，将五枝锉如豆粒，羌活、防风捣末，先铺黑豆于锅底，五枝摊于黑豆上，隔水将黑豆蒸熟，然后加水将黑豆煮烂，再入羌活、防风末同煎如稠膏。

【服用方法】口服。每日早晚服半匙，温酒调下。

6. 膝痛宁膏：气滞血瘀型

【出处】《膝痛膏方联合骨科洗药治疗中老年膝骨关节炎（气滞血瘀）疗效观察》。

【主治】四肢关节疼痛，夜间疼痛加重，疼痛拒按，活动时疼痛加重，休息时缓解。舌有瘀斑或瘀点，脉弦涩。适用于骨质增生，肩周炎，颈椎病，腰椎间盘突出症等骨关节疾病。

【组成】牛膝200g，当归150g，桂枝100g，芍药150g，甘草100g，丹参150g，鸡血藤150g，伸筋草150g，全蝎100g，淫羊藿150g，附子100g(先煎)，川芎100g，木瓜150g，茯苓150g，陈皮100g，砂仁100g，绵萆薢200g，泽泻100g，车前子100g(包煎)，防风100g。

【加减】若肢体麻木者，加苏木150g、路路通200g。

【制备方法】将上述药加水连熬三次，滤液合并，文火煎成浓膏，加入蜂蜜收膏。

【服用方法】口服。每次15～20g，每日2次，早晚饭后各一次，用温开水冲服。

【调摄要点】

（1）进行适当的运动，运动可以增加关节肌肉的力量和灵活度，减少跌倒导致的骨折等。避免剧烈运动，要注意保暖和防止过度疲劳，适当情况下对关节进行保护。

（2）养成良好的生活习惯，改变不良的生活习惯，戒烟戒酒。吸烟和过量饮酒会影响肠道对钙和磷的吸收。

（3）饮食上要增加营养，适当提高饮食物中的优质蛋白质的含量，有利于钙的吸收。多食用一些牛奶、鸡蛋、豆类等。

（4）适当补充钙。老年人及绝经后的妇女血降钙素水平下降。中老年人每日钙的摄入量应在1000～1200mg为佳，长时间缺钙容易引起骨质疏松，发生骨痛，长期应用亦可提高骨量或骨强度。

（5）体重超重的中老年人，应该适当控制饮食，参加体育运动来减肥，以减轻对关节的负担。

（6）注意关节的保暖，避免风寒侵袭。

五、阿尔茨海默病

阿尔茨海默病指老年期(男65岁以上，女55岁以上)发生的慢性进行性的智能缺损，并且有脑组织特征性病理改变的一种精神性疾病，也有开始于中年或老年前期者，称为早老性痴呆。中医本身并无此病名。根据其临床表现，多属中医的"健忘""眩晕""郁证"和"老年性癫狂"和"文痴""呆病""呆傻""善忘""虚劳"等病范畴。《内经》称为"善忘",如《百病虚实顺逆》曰:"血并于下,气并于上,乱而善忘。"《灵枢·海论》曰:"髓海不足,则脑转耳鸣,胫酸,眩冒,目无所视,懈怠安卧。"此病男性多于女性,是一种较为难治的疾病。

"虚"为阿尔茨海默病发病的根本原因,该病的病性为本虚标实,以肾精亏虚为本,痰瘀阻滞为标。治疗上宜补虚泻实,标本兼治。年老之人,肾衰精亏,气血不足,髓海空虚,脑失其养,则"元神"失用;或因肾气虚衰而水无所主,脾虚则不运水湿,于是水湿聚而生,上扰清窍,则昏蒙呆钝;或肝气犯脾,思虑过度,饮食不节等均能导致脾胃损伤,或过用寒凉致中阳受损,使脾失健运,水谷不化,反生痰浊,蒙蔽清窍。肾虚髓亏为本,痰瘀阻滞为标,本虚标实,终成痴呆。由此可见,导致本病的原因尽管复杂,但总不外乎虚实,实证多由痰湿、郁火、瘀血、气滞阻蒙清窍,以致神明迷乱,神机失用;虚证多因阴亏、髓虚,以致神明失用,尤其是肾精亏虚,髓海空乏是本病的主要病因。虽说本病病位在脑,但与肾、心、肝、脾等脏功能失调密切相关。脑髓是由肾精化生而来,而肾精又靠后天之本脾胃的供养,肝木之调节,才能维持生生不息。肾之精气的盛衰直接关系到脑髓的充盈及大脑功能的正常与否。肾精充足,则肾的生髓机能旺盛,髓旺则脑髓充实,神机才能聪灵。

本病不易察觉,且进展缓慢。初起多见主动性不足,孤僻固执、自私、墨守成规,记忆、理解、计算、判断能力差,对人缺乏热情。之后则对人冷漠,情绪不稳,易激动,无故暴怒,有时吵闹,无故打骂,不讲卫生,不能料理个人日常生活,不知饥饱,常收集纸屑、布条等废物加以珍藏。严重者低级意向增强,不知羞耻,当众裸体,性欲亢进,近事及远事记忆力减弱,多疑,偏激,哭笑无常,幻觉妄想,意识障碍,肢麻震颤,头晕目眩等。

1. 益肾填精膏:髓海不足型

【出处】《中医膏方指南》。

【主治】智能减退,神情呆滞,经常词不达意,头晕耳鸣,怠情思卧,骨软痿弱,步履艰难。舌瘦色淡,苔薄白,脉沉细弱。

【组成】人参100g,熟地黄300g,杜仲150g,牛膝150g,麦门冬150g,远志100g,当归150g,黄柏100g,石菖蒲150g,龟甲胶200g,阿胶100g。

【加减】若有遗尿遗精者,加莲子150g、益智仁150g;若有夜寐不安者,加夜交藤300g、酸枣仁200g;若有大便秘结者,加肉苁蓉200g、何首乌

300g。

【制备方法】上药除龟甲胶、阿胶外，余药加水煎煮 3 次，滤汁去渣，合并 3 次滤液，文火熬浓成清膏，再将龟甲胶、阿胶加适量黄酒浸泡后隔水烊化，冲入清膏，和匀，然后加蜂蜜 300g，收膏即成。贮瓶备用。

【服用方法】口服。每次 15 ～ 20g，每日 2 次，早晚饭后各 1 次，用温开水冲服。

2. 化瘀通窍膏：血瘀脑窍型

【出处】《中医膏方指南》。

【主治】言语不利，表情迟钝，易惊恐，口干不欲饮，头痛如刺，肢体麻木不遂，面色晦暗，舌有瘀斑或瘀点。

【组成】桃仁 150g，红花 100g，川芎 150g，当归 150g，生地黄 200g，枳壳 150g，葛根 200g，黄芪 200g，人参 100g。

【加减】若头痛如针刺者，加延胡索 150g、姜黄 150g；若神情呆滞较重者，加郁金 150g、石菖蒲 150g。

【制备方法】上药加水煎煮 3 次，滤汁去渣，合并 3 次滤液，加热浓缩成清膏，再加蜂蜜 300g 收膏即成。贮瓶备用。

【服用方法】口服。每次 15 ～ 20g，每日 2 次，早晚饭后各一次，用温开水冲服。

3. 化浊安神膏：痰浊阻窍型

【出处】《中医膏方指南》。

【主治】表情呆滞，智力减退，头重如裹，胸痞满闷，不思饮食，倦怠乏力，口多有涎沫，大便黏腻，舌淡苔腻。

【组成】苍术 150g，白术 150g，茯神 200g，半夏 150g，陈皮 100g，神曲 150g，生枣仁 300g，石菖蒲 300g，远志 200g，夜交藤 300g，桔梗 100g，生甘草 100g，川牛膝 150g。

【加减】若热痰重者，加瓜蒌 200g、竹茹 150g。

【制备方法】将上药加水煎煮三次，滤汁去渣，将三次滤液合并，文火熬浓成清膏，在加蜂蜜 300g，收膏。贮瓶备用。

【服用方法】口服。每次 15 ～ 20g，每日 2 次，早晚饭后各一次，用温开水冲服。

4. 清心泻肝膏：心肝火盛型

【出处】《中医膏方指南》。

【主治】急躁易怒，言行颠倒，善忘，面红目赤，眩晕头痛，心烦不寐，睡眠不佳，口干咽燥，尿赤便干，舌红，苔黄，脉弦数。

【组成】黄连100g，黄芩150g，黄柏100g，栀子100g，柴胡100g，酸枣仁300g，合欢皮150g，生地黄200g，石菖蒲150g，龙胆草100g。

【加减】若大便秘结者，加大黄100g、火麻仁100g。

【制备方法】将上药加水煎煮三次，滤汁去渣，将三次滤液合并，文火熬浓成清膏，再加蜂蜜300g，收膏。贮瓶备用。

【服用方法】口服。每次15～20g，每日2次，早晚饭后各一次，用温开水冲服。

5.补益肝肾膏：肝肾亏虚型

【出处】《中医膏方指南》。

【主治】智能减退，两颧潮红，潮热盗汗，心烦口渴，肌肉不自主跳动，舌红少苔等。

【组成】龟甲胶200g，鹿角胶100g，枸杞子150g，菟丝子150g，女贞子150g，熟地黄300g，龙骨300g，远志100g，石菖蒲100g。

【加减】若头晕耳鸣者，加天麻150g、菊花100g。

【制备方法】将上药除龟甲胶、鹿角胶外，加水煎煮三次，滤汁去渣，将三次滤液合并，文火熬浓成清膏，再将龟甲胶、鹿角胶加适量黄酒浸泡后隔水炖烊，冲入清膏，和匀，再加蜂蜜300g，收膏。贮瓶备用。

【服用方法】口服。每次15～20g，每日2次，早晚饭后各一次，用温开水冲服。

6.益肾健脾膏：脾肾两虚型

【出处】《中医膏方指南》。

【主治】表情呆滞，记忆力减退，口齿不清，倦怠乏力，食欲不振，消化不良，腹胀便溏，食欲减退，肌肉萎缩，腰膝酸软。舌淡体胖，脉沉细弱。

【组成】熟地黄300g，茯苓300g，山茱萸150g，肉苁蓉150g，杜仲150g，巴戟天150g，石菖蒲150g，远志100g，五味子100g，大枣150g，木香100g，砂仁100g，龟甲胶200g。

【加减】若气短乏力者，加黄芪300g、续断150g。

【制备方法】将上药除龟甲胶外加水煎煮三次，滤汁去渣，将三次滤液合并，文火熬浓成清膏，再将龟甲胶加适量黄酒浸泡后隔水炖烊，冲入清膏和匀，再加蜂蜜300g，收膏。贮瓶备用。

【**服用方法**】口服。每次 15 ～ 20g，每日 2 次，早晚饭后各一次，用温开水冲服。

【**调摄要点**】

（1）保持心情舒畅，注意情绪的稳定，调节好心态，尽量减少患者的烦恼和思想顾虑。

（2）注意起居生活，为患者提供一个清洁安静、舒适安全的生活环境，家人要对其态度和蔼，耐心细致，多给予关心和照顾。

（3）加强娱乐活动，进行适当锻炼，比如散步、娱乐、益智游戏、听音乐等。平时多晒太阳，每天保证在阳光下活动 0.5 ～ 1 小时，研究表明多晒太阳有利于阿尔茨海默病的恢复。

（4）饮食宜清淡而富有营养，忌食肥甘厚味和辛辣之品，多吃新鲜的蔬菜和水果，如葡萄、苹果、杏仁、核桃、蘑菇、黄花菜等。戒烟酒。

六、帕金森病

帕金森病属于中老年人常见的一种中枢神经系统退行性疾病，临床上主要症状体现在运动障碍，具体表现为肌肉强直、静止性震颤以及运动迟缓等，部分也可表现为认知功能障碍。流行病学调查研究表明，全球大约有 600 万名患者，中国约有 200 ～ 300 万人，65 岁人群中，1% 患有此病，在 40 岁以上人群中则为 0.4%，具有显著的年龄依赖性，伴随人口老龄化的不断加剧，帕金森病的患病率逐年升高，帕金森病患者的增加给家庭和社会都会带来沉重的经济负担。

帕金森病为什么好发于中老年呢？西医研究发现，自 30 岁以后，黑质纹状体多巴胺神经元随年龄增长逐渐减少。黑质纹状体多巴胺神经元退行性变化以及含量降低，多巴胺神经元变性丢失、损伤等会促使其发病。

中医认为，本病的原因较为复杂，《素问·至真要大论》云："诸风掉眩，皆属于肝。"《灵枢·邪客》认为其与恶血、风等邪气内留有关。当代多位学者认为本病病位主要在脑，病机关键为髓海失养，脏腑之气亏虚，肢体失控，筋脉失荣。证属本虚标实，以虚为主，虚在肝脾肾三脏，实见风、火、痰、瘀。中医辨证分型常见的为气滞血瘀型和肝肾不足型。现代医学的左旋多巴替代疗法副作用较大，如加重运动障碍、抑郁等。中药膏方制剂具备简、便、廉、易的特点，且可长期服用，标本兼治，缓缓图之，以平为期。因此，该病患者需要适当进补膏方以补助正气，祛除邪气。

1. 化瘀止抖膏：气滞血瘀型

【出处】《方剂学》。

【主治】手抖，平静时抖动加重，入睡时症状减轻，肌肤晦暗，身体疼痛。舌质有瘀点瘀斑，脉紧涩。

【组成】桃仁 150g，红花 100g，当归 100g，生地黄 100g，牛膝 200g，川芎 100g，桔梗 100g，赤芍 150g，枳壳 150g，柴胡 100g，甘草 100g。

【加减】若挟湿滞，可加炒二芽各 100g、莱菔子 150g、鸡内金 200g。

【制备方法】将上药用冷水浸泡 2 小时，入锅加水煎煮 3 次，每次 1 小时，榨渣取汁，合并滤汁，去沉淀物，加热浓缩成清膏，再加蜂蜜适量，和匀收膏，贮瓶备用。

【服用方法】口服。每次 15～20g，每日 2 次，早晚饭后各一次，用温开水冲服。

2. 补肝益肾膏：肝肾不足型

【出处】《浙江中医药大学学报》。

【主治】头摇肢颤不能自主，面部表情淡漠，行走迟缓，步态欠稳，腰膝酸软，口干舌燥，手足心热。舌红，少苔。常伴有便秘和睡眠障碍。

【组成】熟地黄 200g，山萸肉 150g，山药 200g，茯苓 200g，牡丹皮 150g，泽泻 100g，女贞子 150g，旱莲草 150g，钩藤 200g，白芍 200g，龙骨 300g，炒杜仲 150g，桑寄生 150g，怀牛膝 200g，当归 150g，太子参 150g，炒党参 150g，炒白术 200g，酸枣仁 150g，丹参 150g，桃仁 150g，合欢皮 150g，夜交藤 150g，砂仁 100g，佛手 150g，玫瑰花 100g，陈皮 100g，鲜石斛 100g，西洋参 150g，阿胶 150g，全蝎 60g，鳖甲胶 200g，鹿角胶 100g，炒麦芽 150g。

【加减】若伴有痰火者，加瓜蒌 100g、浙贝母 100g、黄芩 150g；若失眠多梦者，加酸枣仁 150g、百合 100g；若大便秘结者，加火麻仁 150g、厚朴 100g。

【制备方法】将上药除阿胶，鹿角胶，鳖甲胶外，余药用冷水浸泡 2 小时，入锅加水煎煮 3 次，每次 1 小时，榨渣取汁，合并滤汁，去沉淀物，加热浓缩成清膏，阿胶、鹿角胶、鳖甲胶隔水炖烊，冲入清膏中，和匀收膏，冷却后放入瓶中备用。

【服用方法】口服。每次 15～20g，每日 2 次，早晚饭后各一次，用温开水冲服。

【调摄要点】

（1）帕金森患者吞咽肌肌张力增高及协调运动差，大部分存在饮水呛咳及吞咽困难，进饮食时必须坐起，进食要缓慢，尤其饮水时要特别注意，严重者应先留置胃管鼻饲流食，严防误吸引起吸入性肺炎，甚至导致窒息等严重护理不良事件的发生。直至病情好转，视患者吞咽功能情况决定拔出鼻饲管时间。

（2）帕金森患者由于胃肠功能障碍，容易出现便秘，患者可以适当做提肛运动锻炼和盆底肌运动锻炼，缓慢轻柔的按摩腹部。

（3）平时应多食蔬菜水果粗粮，尤其芹菜等富含粗纤维的食物，促进胃肠蠕动，以缓解便秘症状。

（4）注意养成良好的睡眠习惯，睡眠时尽量放松心态，消除紧张情绪，以 22 点左右上床为宜。

（5）平时适当延长运动锻炼时间，以引起适度的疲乏感最为适宜。

第七章

女性常用膏方

第一节　女性的生理、病理特点

《素问·上古天真论》记载："女子七岁，肾气盛，齿更发长；二七而天癸至，任脉通，太冲脉盛，月事以时下，故有子；三七，肾气平均，故真牙生而长极；四七，筋骨坚，发长极，身体盛壮；五七，阳明脉衰，面始焦，发始堕；六七，三阳脉衰于上，面皆焦，发始白；七七，任脉虚，太冲脉衰少，天癸竭，地道不通，故形坏而无子也。"《黄帝内经》中以七为基数，论述了女子生长以及生殖功能的盛衰变化，强调了肾气在女子生长发育各阶段及对生殖功能的重要性。基于中医基础理论，肾藏精，主生殖，女子经水有赖于肾气蒸腾气化作用，肾气的旺盛主宰着女子正常的生理变化，故妇人生殖功能与天癸（天癸：肾精中具有促进生殖功能成熟的一种先天而成的物质）密切相关；"女子以肝为先天"，中医讲肝藏血，主疏泄，司血海。肝血充盈，则可肝气条达，使人体血海充盈，经事如常；脾为后天之本，气血生化之源，中医讲脾主运化，脾的运化功能正常，则气血生化有源，人体气血充盈。可见，妇人以调养肝、脾、肾为主，故妇科常见膏方以温补先天，滋养后天，调经疏肝为主要治法。一方面，肾为先天之本，元阴元阳之所，主藏精，所藏之精为五脏六腑功能活动的原动力；另一方面，先天之精在人体生命活动中需要五脏六腑后天之精予以培养，方能源泉不竭，二者相互为用。与此同时，因任、冲二脉与妇科关系紧密，应注意调补任、冲二脉。

第二节　女性的膏方调理

一、调经

妇科常见疾病包括月经病、带下病、妊娠病、孕前产后疾病及绝经前后诸证等。根据其致病因素不同，妇科疾病有虚实之分，常连及肝、脾、肾、心等多个脏腑。其中以脾肾虚弱为主，治疗多补肾健脾，肾为先天之本，故常以补益肾气、滋阴补肾、温补肾阳为主；脾为水谷生化之源，肝藏血，故健脾养肝也尤为重要；实证常连及肝、胃等脏腑，多以疏肝和胃为主。同时根据病理性质不同，调以清热凉血、温经散寒、活血化瘀、利湿祛痰、调理冲任等治法，四诊合参，辨证论治。

秦伯未曾曰："膏方非单纯补剂，乃包含救偏却病之义。"故本篇以中医《内经》理论为基础，对月经先期、月经后期、月经过多、月经过少、经期延长、经间期出血、痛经、闭经、崩漏、带下异常等妇科常见疾病加以介绍，普及妇科常见证型疾病知识，合理运用膏方。

（一）月经先期

月经先期又称为"经行前期""经早"，是指女子月经周期提前 7 天以上，甚至半月行经，同时持续两个月经周期以上者。

中医讲女子冲任二脉不固，则经血不能得到制约，导致月经提前而至。其主要病因为气虚和血热。气虚不能够统摄血脉，血热扰动冲任，使冲任不能固摄血脉，致女子血海不宁，月经先期而至。其主要累及脏腑为肝、脾、肾。前面介绍过脾肾分别为人体先后天之本源，人体之气具有固摄血液及津液的作用，肾脾气虚则导致固摄功能失常，经血不能藏于血海；肝肾亏虚容易导致人体阴虚，阴以寒性为主要特征，阴虚则生内热，即为虚热；或肝主疏泄气机，肝郁气机疏泄失常，人体气郁滞某处则生内热，即为实热。两者均可扰动冲任二脉，导致经期提前。

疾病性质为虚实夹杂，治疗上以补益脾肾，养阴清热来固摄冲任，调节经期。

1. 健脾益肾膏：脾肾气虚型

【出处】《妇科膏方应用指南》。

【主治】多症见月经先期 7 天以上，甚至半月一行。月经量多或少，经色淡红，质稀薄，常伴头昏眼花，神疲乏力，少气懒言，平素白带量多，色白稀薄，食欲减退，大便往往不成形。舌淡，苔薄，脉沉弱。

【组成】党参 200g，太子参 200g，生地黄 200g，枸杞子 200g，女贞子 200g，熟地黄 200g，炙黄芪 200g，牛膝 200g，柴胡 100g，陈皮 100g，白术 150g，芍药 200g，桂枝 100g，炙甘草 100g，何首乌 100g，木香 150g，茯苓 200g，香附 150g，升麻 150g，地骨皮 100g，仙鹤草 100g，牡蛎 200g，炒山楂 150g，炒神曲 150g，炒麦芽 150g，芡实 100g，天麻 150g，大枣 200g，冰糖 200g，桂圆肉 150g，饴糖 200g，阿胶（烊化）200g，黄酒

500mL。

【加减】腰痛可加杜仲200g、山药200g。

【制备方法】上药除阿胶、冰糖、饴糖、桂圆肉、黄酒外，余药用水浸泡一宿，加水煮取3次，去渣，合并滤液，再用微火煮取，加热浓缩为清膏。再将阿胶加适量黄酒浸泡后隔水炖烊，桂圆肉捣碎，冲入清膏搅拌和匀，最后加入冰糖、饴糖文火收膏即成，以滴水为度。

【服用方法】每日2次，每次20g，早晚饭后分服。

2. 养肝益肾膏：肝肾阴虚型

【出处】《江苏中医药》。

【主治】多伴有经期提前，月经量少，月经色红，质黏稠，伴五心烦热，两颧潮红，手足心热，口干，小便色黄，大便干。舌质红，苔黄，脉沉细数或滑数。

【组成】黄芪200g，生地黄200g，杜仲200g，熟地黄200g，山药200g，党参200g，太子参200g，山萸肉200g，枸杞子200g，菟丝子200g，覆盆子200g，女贞子200g，桑椹200g，玄参150g，麦冬100g，白芍100g，五味子100g，金樱子200g，葛根200g，淮小麦200g，旱莲草150g，狗脊150g，续断200g，天冬100g，香附100g，白术100g，地骨皮100g，陈皮100g，橘络100g，大枣200g，龙眼肉200g，炙甘草100g，龟甲胶200g，鹿角胶200g，冰糖400g，黄酒500mL。

【加减】手脚心热可加丹皮200g、阿胶200g。

【制备方法】上药除阿胶、龟甲胶、鹿角胶、冰糖、黄酒外水浸一宿，加水煮取3次，去渣，合并滤液，微火煮取，加热浓缩为清膏。再将阿胶、龟甲胶、鹿角胶加适量黄酒浸泡后隔水炖烊，冲入清膏搅拌和匀，最后加入冰糖文火收膏即成，以滴水为度。

【服用方法】每日2次，每次20g，早晚饭后温水调服。

【调摄要点】

（1）忌食生冷、辛辣、甜腻碍胃之品。

（2）少食萝卜、茶叶、咖啡等物。

（3）出现感冒、咳嗽、发热时停服。

（二）月经后期

月经后期又称为"经期错后""经行后期""经迟"，是指女子月经周期延长，经行错后7天以上，甚至3～5月行经，但行经时间正常者。如果在初潮后一两年内，或更年期期间，经期时有延后，但并不伴有其他症状者，属于生理现象，不属于本病。本病相当于西医学的月经失调、月经稀发。月经后期如果伴有经量过少，常常可发展成为闭经。

月经后期治疗原则：行气养血，调气和血。实证温经散寒，行气导滞，温化痰湿；虚者补肾填精，补血和血，温阳散寒。

1. 滋补肝肾膏：肝肾亏虚型

【出处】《妇科膏方应用指南》。

【主治】多症见月经延后，伴经量较少，常腰酸腿软，行经时尤甚，伴畏寒神疲，头昏。舌淡，苔薄，脉细。

【组成】熟地黄 200g，淮山药 200g，当归 200g，太子参 200g，黄芪 200g，何首乌 150g，鹿角霜 100g，巴戟天 100g，杜仲 200g，女贞子 200g，覆盆子 200g，菟丝子 200g，枸杞子 200g，鸡血藤 200g，茯苓 200g，香附 100g，白术 150g，桂枝 100g，淫羊藿 200g，白芍 200g，山茱萸 150g，附子 90g，大枣 200g，人参 50g，桂圆肉 150g，阿胶（烊化）200g，龟甲胶 200g，冰糖 500g，黄酒 500mL。

【加减】可根据经济情况加入紫河车 200g、鹿角胶 200g 等血肉有情之品。

【制备方法】人参单煎，余药除阿胶、龟甲胶、桂圆肉、冰糖、黄酒外水浸一宿，加水煮取 3 次，去渣，合并滤液，微火煮取加热浓缩为清膏。再将桂圆肉捣碎，阿胶、龟甲胶加适量黄酒浸泡后隔水炖烊，加入清膏搅拌和匀，最后加入冰糖文火收膏即成，以滴水为度。

【服用方法】每日 2 次，每次 20g，早晚饭后温服。

2. 疏肝健脾膏：肝郁脾虚型

【出处】《妇科膏方应用指南》。

【主治】症见月经后期，常伴有月经量减少，经色黯红，甚或夹小血块，经行腹痛，经前乳房胀痛，神疲乏力，少气懒言。舌淡，苔薄，脉弦细。

【组成】柴胡 100g，香附 100g，枳壳 100g，当归 100g，芍药 150g，川芎 100g，木香 100g，延胡索 100g，郁金 100g，茵陈 150g，炙黄芪 200g，党参 200g，广藿香 100g，佩兰 100g，茯苓 200g，薏苡仁 200g，枸杞子 150g，五味子 100g，淫羊藿 150g，杜仲 150g，桑寄生 150g，鸡血藤 150g，仙茅 100g，夜交藤 200g，合欢皮 200g，煅瓦楞 300g，炒麦芽 100g，炒山楂 100g，炒神曲 100g，鸡内金 200g，海螵蛸 300g，姜半夏 100g，川楝子 100g，人参 50g，阿胶（烊化）200g，黑芝麻 200g，桂圆肉 200g，蜂蜜 200g，

冰糖200g，饴糖200g。

【加减】容易生气加入佛手200g、合欢花200g等。

【制备方法】人参单煎，余药除阿胶、桂圆肉、冰糖、黑芝麻、蜂蜜饴糖外水浸一宿，加水煮取3次，去渣，合并滤液，微火煮取加热浓缩为清膏。再将阿胶加适量黄酒浸泡后隔水炖烊，桂圆肉、黑芝麻捣碎，冲入清膏搅拌和匀，最后加入冰糖、蜂蜜、饴糖文火收膏即成，以滴水为度。

【服用方法】每日2次，每次20g，早晚饭后温服。

【调摄要点】

（1）忌食生冷、辛辣、香燥等刺激之品。

（2）少饮浓茶、咖啡等。

（3）感冒、咳嗽、发热、腹泻时停服。

（三）月经过多

月经过多是指在月经周期、月经经期都正常的情况下，月经量明显多于正常或者月经量超过100mL，持续两个周期以上者。

月经过多中医有虚实之分，多见于虚实夹杂证。虚证多是因为人体平素体质虚弱，气虚不能固摄血液，进而导致月经过多；实证多是因为人体阳盛有热，迫使血液行于经脉之外，或者体内有瘀血，瘀血阻滞血脉，迫使血液不经正常的血脉运行，导致月经过多。病变部位主要涉及肾、脾和肝。肾脏与脾脏为人体先天后天之本，脾肾气虚，则导致气之固摄作用失职，不能固摄血液；肝肾阴虚，阴虚则生内热，或者肝的疏泄功能失常，导致人体气机郁滞，气郁则生热，热邪扰动冲任，使经血溢出胞宫；或体内瘀血阻滞，血液不循常道，导致月经过多。

治疗原则为补益脾肾，清热调经，进而固摄冲任，调节月经量。

1. 健脾益气止血膏：脾虚失血型

【出处】《家庭常用膏方事典》。

【主治】症见经行量多，经色淡质稀，多伴有神疲乏力，少气懒言，面色㿠白，食欲减退，大便不成形。舌淡，苔薄白，脉细弱。

【组成】党参200g，黄芪200g，当归150g，白芍200g，白术100g，茯苓200g，山药200g，黄精150g，升麻100g，酸枣仁200g，木香100g，仙鹤草200g，旱莲草200g，鸡血藤200g，陈皮100g，砂仁100g，神曲100g，甘草100g，阿胶200g，黄酒500mL。

【加减】月经量过多不止，加入艾叶炭100g、茜草炭200g、煅龙骨200g、煅牡蛎 200g；月经颜色暗、夹有瘀血，加入川芎 100g、丹参 200g。

【制备方法】上药除阿胶外，余药水浸一宿，加水煮取 3 次，去渣，合并滤液，微火煮取加热浓缩为清膏。再将阿胶加适量黄酒浸泡后隔水炖烊，冲入清膏搅拌和匀，最后文火收膏即成，以滴水为度。

【服用方法】每于经前 3 天开始服用，每次 20g，每日 2 次，早晚饭后开水调服。连续服 2 ～ 3 个月经周期。

2. 温阳补肾膏：肾阳虚衰型

【出处】《妇科膏方应用指南》。

【主治】症见月经过多，经色淡红，质地稀薄，或伴有月经先期而至，头昏目花，神疲乏力，腰膝酸软，畏寒肢冷，腹部冷痛，喜温喜按，小便清长。舌淡，苔薄，脉弦细。

【组成】党参 200g，黄芪 200g，山茱萸 200g，益智仁 200g，菟丝子 200g，覆盆子 300g，枸杞子 200g，女贞子 200g，熟地黄 200g，杜仲 200g，龟甲 200g，何首乌 150g，肉苁蓉 200g，桂枝 200g，附子 180g，炒白术 200g，香附 150g，白芍 200g，木香 150g，炙甘草 100g，红参 30g，蜂蜜 500g，大枣 200g，饴糖 500g，冰糖 500g，鹿角胶 200g，阿胶 200g(烊冲)。

【加减】可根据患者情况适当调节附子用量，也可加入肉桂 100g。

【制备方法】红参单煎，上药除阿胶、鹿角胶、蜂蜜、饴糖、冰糖外，余药水浸一宿，加水煮取 3 次，去渣，合并滤液，微火煮取加热浓缩为清膏。再将阿胶、鹿角胶加适量黄酒浸泡后隔水炖烊，冲入清膏搅拌和匀，最后加入蜂蜜、饴糖、冰糖文火收膏即成，以滴水为度。

【服用方法】每于经前 3 天开始服用，每次 20g，每日 2 次，早晚饭后开水调服。连续服 2 ～ 3 个经期。

3. 清热活血止血膏：热郁血瘀型

【出处】《家庭常用膏方事典》。

【主治】多症见月经量多，色深红，质黏稠，或夹有血块，伴腹痛拒按，小便黄。舌质暗红，苔黄，脉滑数或涩。

【组成】生地黄 200g，丹皮 150g，黄芩 100g，山栀 100g，制大黄 100g，苎麻根 200g，煅乌贼骨 200g，地榆 200g，槐花 150g，旱莲草 200g，白芍 200g，赤芍 100g，丹参 150g，桃仁 100g，郁李仁 100g，天冬 150g，麦冬 150g，鸡血藤 200g，神曲 100g，陈皮 100g，香附 100g，炙甘草 100g，龟甲胶 200g，阿胶 200g，蜂蜜 200g，黄酒 500mL。

【加减】月经颜色鲜红、夹有血块，加入益母草 150g、泽兰 150g；患有子宫肌瘤，加入三棱 150g、莪术 150g。

【制备方法】上药除龟甲胶、阿胶、蜂蜜、黄酒外水浸一宿，加水煮取 3 次，去渣，合并滤液，微火煮取加热浓缩为清膏。再将阿胶、鹿角胶加适量黄酒浸泡后隔水炖烊，冲入清膏搅拌和匀，最后加入蜂蜜文火收膏即成，以滴水为度。

【服用方法】每于经前 3 天开始服用，每次 20g，每日 2 次，早晚饭后开水调服。连续服 2 ～ 3 个经期。

【调摄要点】

（1）忌食生冷、辛辣、香燥刺激之物。

（2）忌茶叶、咖啡等，或间隔 2 小时以上口服药物。

（3）出现咳嗽、发热、腹泻等症状停服。

（4）行经期间停用。

（四）月经过少

月经过少又称"经水少"，是指月经周期正常，但月经量明显少于正常，或月经量不足 20mL，或经期不足 2 天，甚至点滴即净，连续两个月经周期以上者。

《本草纲目》曰："女子，阴类也，以血为主。"随着生活节奏的加快，工作压力使得部分女性精神紧张，导致气血阴阳平衡失调，月经量稀少，甚或点滴即净。月经过少主要由于女子胞宫血海空虚，或行经不畅所致。中医辨证有虚实之分，但临床多见虚证或虚实夹杂证。虚证多因肾虚精血亏虚，冲任二脉失于濡养，经血生化不足，导致月经过少；实证多因为气机郁滞、痰湿阻滞、瘀血内结等使经血运行不畅，导致月经过少。主要累及脏腑为肾、肝、脾三脏。因肾为先天之本，肾精不足则天癸生化来源不足；肾气虚则全身蒸腾气化作用失司，气机推动作用减弱，进一步又会产生瘀血、痰饮等病理产物；肾阳虚则肾脏温化作用减弱，先天不足进一步影响后天气血生成，可致脾阳虚，脾脏不能运化，水湿内停，产生湿邪；肝主疏泄，肝疏泄失常则气机郁滞，气的推动作用受阻，则不能推动血液运行，血液瘀滞，经行不畅，导致月经量少。本病后期甚至可以发展为闭经。

治疗总以补益脾肾，疏肝行气，活血调经为主。

1. 益肾养血膏：肾虚血亏型

【出处】《江苏中医药》。

【主治】多症见平素月经量少或渐少，经色黯淡，质稀薄，伴腰酸肢软，足跟痛，头晕目眩，神疲乏力，少气懒言，或小腹冷痛，或夜尿频多。舌淡，苔薄，脉沉弱或沉迟。

【组成】熟地黄200g，山药200g，山萸肉200g，肉苁蓉100g，巴戟天200g，柴胡100g，天花粉100g，当归200g，枸杞子200g，菟丝子200g，覆盆子200g，党参200g，茯苓200g，杜仲200g，牛膝150g，丹参150g，香附100g，狗脊150g，续断100g，天冬200g，益母草200g，陈皮200g，夜交藤200g，淮小麦200g，太子参200g，炙黄芪200g，合欢皮150g，川芎100g，赤芍100g，白芍200g，艾叶100g，大枣200g，龙眼肉100g，炙甘草100g，移山参50g，阿胶200g，鹿角胶200g，冰糖200g，黄酒500mL。

【加减】腰痛可加入莲子肉200g、芡实200g。

【制备方法】移山参单煎，余药除阿胶、鹿角胶、冰糖、黄酒外，水浸一宿，加水煮取3次，去渣，合并滤液，微火煮取加热浓缩为清膏。再将阿胶、鹿角胶加适量黄酒浸泡后隔水炖烊，冲入清膏搅拌和匀，最后加入冰糖文火收膏即成，以滴水为度。

【服用方法】每日2次，每次20g，早晚饭后温服。

2. 滋肾养血活血调经膏：肾虚血瘀型

【出处】《海峡药学》。

【主治】症见月经量少，经色紫黯，夹有血块，小腹胀痛，血块排除后小腹胀痛减轻，腰膝酸软。舌质偏暗，或有瘀点瘀斑，苔白，脉沉弦或沉涩。

【组成】生晒参200g，当归120g，熟地黄150g，炙黄芪200g，杜仲150g，枸杞150g，桑椹子200g，菟丝子200g，肉苁蓉150g，制首乌150g，桑寄生150g，川续断150g，淫羊藿150g，黄精150g，西洋参100g，赤芍100g，白芍150g，大枣200g，红景天100g，佛手100g，紫河车100g，茯苓150g，全瓜蒌150g，丹皮100g，麸炒白术150g，柴胡100g，丹参100g，巴戟天100g，香附100g，淡豆豉100g，栀子100g，桂枝100g，三棱100g，莪术100g，桃仁100g，炙甘草100g，益母草150g，缩砂仁100g，东阿阿胶200g，蜂蜜500g，龟甲胶200g，鹿角胶200g，黑芝麻(炒熟磨成浆)200g，熟三七粉200g，麦芽糖200g，黑枣150g(去核、剁碎)，黄酒500mL。

【加减】小腹部疼痛剧烈可加入延胡索200g、五灵脂200g。

【制备方法】上药中生晒参、西洋参另煎，紫河车研粉，除东阿阿胶、蜂蜜、龟甲胶、鹿角胶、黑芝麻(炒熟磨成浆)、熟三七粉、麦芽糖、黄酒外，余药加水煮取 3 次，去渣，合并滤液，置于砂锅内浓缩至 1500 ～ 2000mL，文火缓慢加热，加入蜂蜜、麦芽糖、黑芝麻(炒制并磨成浆)、熟三七粉及黄酒，搅拌均匀，再加入烊化好的东阿阿胶、龟甲胶、鹿角胶徐徐搅拌，最后加入蜂蜜、麦芽糖文火收膏即成，以滴水为度。

【服用方法】初次服用膏方者每日 1 次，待身体适应之后缓慢增加至每日 2 次，循序渐进。

【调摄要点】

（1）忌食生冷、辛辣等刺激食物以及烟酒。

（2）浓茶和咖啡也会对膏方的效果产生不良影响，应忌食或时间间隔 2h 以上服药为宜。

（3）如有外感、食滞等身体不适体征要停止服用，病情好转后再服膏方。

（4）经期停服。

（五）经期延长

经期延长又称"月水不断""经事延长"，是指月经周期正常，但经期超过 7 天以上，或者甚至淋漓半月为止者。

经期延长分为虚证和实证，总以虚实夹杂为主。其病因主要为人体气虚不能固摄冲任；或热邪扰动冲任，血海不宁；或瘀血阻滞冲任，经血不循经所致。病变脏腑主要为肾、肝及脾三脏。肾藏精，肝藏血，女子以肝为先天，以血为本。肾气不足，肝失濡养，则冲任失调，经期延长；脾为后天之本，脾虚则脾脏运化作用减弱，人体运化气血不足，气血固摄功能减弱，导致经期延长。

治疗总以补气摄血，养阴清热，活血祛瘀为主。

1. 益气养阴膏：气阴两虚型

【出处】《陕西中医》。

【主治】多症见月经过期不净，月经量多或少，经色淡，质稀薄，伴怠倦乏力，少气懒言，面色㿠白。舌质红，苔薄，脉沉细数。

【组成】党参 200g，炙黄芪 200g，熟地黄 100g，生地黄 100g，淮山药 100g，杜仲 200g，牛膝 100g，龙眼肉 100g，当归 100g，莲子肉 100g，枸杞子 200g，女贞子 200g，覆盆子 200g，桑椹子 200g，芡实 100g，核桃肉 100g，炒白芍 100g，菊花 100g，炒枣仁 100g，川断肉 100g，炙甘草 100g，驴皮胶 200g，阿胶 200g，冰糖 200g。

【加减】胃脘部灼热、反酸，可加入海螵蛸 300g、煅瓦楞子 200g。

【制备方法】上述药材除驴皮胶、阿胶、冰糖外，余药水浸一宿，加水煮取 3 次，去渣，合并滤液，加驴皮胶、阿胶隔水炖烊，冲入清膏和匀，最后加冰糖文火收膏，以滴水为度。

【服用方法】每日 2 次，每次 20g，早晚饭后温水调服。

2. 益气活血膏：气虚血瘀型

【出处】《妇科膏方应用指南》。

【主治】多症见经期延长，经行时腰酸，痛经，乳房胀痛，伴畏寒，面色萎黄，神疲乏力，少气懒言。舌淡，苔薄，脉弦细。

【组成】党参 200g，黄芪 200g，淮山药 200g，太子参 200g，桂枝 100g，炒扁豆 100g，白芍 150g，当归 150g，川芎 100g，白术 150g，丹参 150g，血竭 100g，茯苓 200g，淫羊藿 150g，夏枯草 100g，穿山甲 100g，赤芍药 100g，鸡内金 200g，枸杞子 200g，菟丝子 200g，陈皮 200g，橘核 100g，巴戟天 100g，肉苁蓉 100g，牡丹皮 150g，路路通 100g，牡蛎 300g，贝母 100g，桃仁 100g，阿胶（烊化）200g，冰糖 200g，饴糖 200g，大枣 200g。

【加减】可根据经济情况将党参更换为人参 100g。

【制备方法】上述除阿胶、冰糖、饴糖外，余药水浸一宿，加水煮取三次，去渣，合并滤液，加阿胶隔水炖烊，冲入清膏和匀，最后加冰糖、饴糖文火收膏，以滴水为度。

【服用方法】每日 2 次，每次 20g，早晚饭后温水调服。

【调摄要点】

（1）忌食生冷、辛辣等刺激食物以及烟酒。

（2）浓茶和咖啡会对膏方的效果产生不良影响，应忌食或时间间隔 2h 以上服药为宜。

（3）如有外感、食滞等身体不适体征要停止服用，病情好转后再服膏方。

（六）经间期出血

经间期出血是指月经周期基本正常，在两次月经周期之间，即"氤氲"之时，出现周期性的阴道少量出血者。

基于中医理论，经间期是月经后期由阴转阳、由虚至盛的时期；月经后期，女子经血不足，随着月经周期的阴阳消长，阴血由少渐渐转多，精血充盛，此时精化为气，阴转为阳，"氤氲"之萌发到来。病机主要源于人体阴阳转化不协调，损及冲任，不能固摄血海，血溢于外，导致经间期出血。中医分为虚证和实证。肾阴亏虚，阴虚生热，热扰冲任，或脾气虚弱，固摄失职，气不摄血；或湿热内蕴，瘀血阻滞，使经血不循常道，形成经间期出血。

治疗以补益脾肾，清热利湿，活血化瘀为主。

1. 温阳止血膏：脾肾亏虚型

【出处】《江苏中医药》。

【主治】多症见经间期出血，经色淡，质稀薄，平时带下多，色白，伴头晕耳鸣，神疲乏力，少气懒言，腰膝酸软，口干但不想喝水，食欲减退，大便干燥。舌质淡，苔薄，脉沉细。

【组成】党参200g，炙黄芪200g，白术150g，芍药150g，茯苓200g，熟地黄200g，山茱萸200g，桑椹子200g，山药150g，杜仲200g，狗脊150g，何首乌100g，菟丝子200g，金樱子200g，川续断150g，桑寄生150g，枸杞子200g，女贞子200g，当归200g，川芎100g，砂仁(后下)100g，仙鹤草150g，鸡血藤150g，乌贼骨100g，茜草100g，天麻100g，芡实100g，炒山楂100g，炒神曲100g，炒麦芽100g，海螵蛸300g，鸡内金200g，炙甘草100g，人参50g，阿胶(烊化)200g，饴糖200g，蜂蜜200g，黑芝麻150g，桂圆肉150g，胡桃肉150g。

【加减】仙鹤草和黄芪用量可根据实际情况增加至500g。

【制备方法】人参单煎，余药除阿胶、饴糖、蜂蜜、黑芝麻、桂圆肉、胡桃肉外水浸一宿，加水煮取三次，去渣，合并滤液，加阿胶隔水炖烊，将黑芝麻、桂圆肉、胡桃肉捣碎，冲入清膏和匀，最后加饴糖、蜂蜜文火收膏，以滴水为度。

【服用方法】每日2次，每次1匙，早晚饭后温服。

2. 滋阴止血膏：肝肾阴虚型

【出处】《江苏中医药》。

【主治】多症见两次月经之间，阴道少量或稍多出血，血色鲜红，质稍稠，伴腰膝酸软，足跟痛，五心烦热，手足心热，两颧潮红，头晕耳鸣，小便黄，大便干。舌质偏红，苔黄，脉细数。

【组成】生地黄200g，麦冬200g，地骨皮100g，玄参100g，白芍150g，山栀100g，当归200g，柴胡100g，炒白术150g，茯苓200g，煨姜50g，熟地黄150g，黄柏100g，山茱萸200g，枸杞子200g，旱莲草150g，山药150g，杜仲150g，党参200g，炙黄芪200g，黄芩100g，椿根皮100g，小茴香100g，陈皮200g，厚朴100，川断150g，茜草根100g，海螵蛸300g，鸡内金200g，五味子 200g，香附 100g，龟甲胶 200g，胡桃肉 200g，湘莲肉 100g，饴糖 200g，冰糖 200g，白蜜 200g，黑芝麻 200g，西洋参 100g（煎汁另入），生晒参 100g（煎汁另入）。

【加减】手脚心热可加入丹皮 200g、阿胶 200g。

【制备方法】上药中西洋参、生晒参另煎，余药除龟甲胶、阿胶、胡桃肉、湘莲肉、饴糖、冰糖、白蜜、黑芝麻外，加水煮取 3 次，去渣，合并滤液，加热浓缩为清膏，再将龟甲胶、阿胶加入后隔水炖烊，胡桃肉、湘莲肉、黑芝麻捣碎加入清膏和匀，最后加入饴糖、冰糖、白蜜文火收膏，以滴水为度。

【服用方法】每次 20g，每日 2 次，早晚饭后温水调服。

【调摄要点】

（1）忌食生冷、辛辣、香燥刺激之品。

（2）忌萝卜、浓茶、咖啡等。

（3）出现咳嗽、发热、腹泻时停服。

（七）痛经

痛经又称为"经行腹痛"，是指女子行经期间或经行前后出现的周期性小腹疼痛，或连及腰骶部酸痛，疼痛剧烈时甚至出现晕厥现象，为妇科常见病，好发于各年龄阶段。

痛经病机总结起来归纳为"不通则痛"或"不荣则痛"，病理性质分为虚证实证。实证多见于青年女性，多在经期或经前期疼痛，其疼痛特点为疼痛剧烈，腹痛拒按；虚证多见于中年女性，好发于行经末期或经后，疼痛特点为疼痛稍缓，腹痛喜按。病变脏腑主要为肝、脾、肾等脏。肝主疏泄，肝郁则气机郁滞，气具有推动作用，气滞则不能推动血液，产生瘀血，此为"不通则痛"；血液得温则运行顺畅，遇寒则血液凝滞不通，当感受外来寒邪或脾肾阳虚所产生内寒，则血液瘀滞，此为"不通则痛"；肾脾分别为先天后天之本，脾肾气虚则气血生化不足，精亏血少，血脉不得荣养，此为"不荣则痛"。

治疗时应根据腹痛发生的时间、性质及疼痛程度，辨别寒热虚实，采取相应治法。本章介绍的是痛经常见证型的有效治疗膏方，分别是气滞血瘀型、阳虚寒凝型及气血不足型。

1.逍遥止痛膏：气滞血瘀型

【出处】《家庭常用膏方事典》。

【主治】多症见小腹疼痛剧烈，腹痛拒按，血色暗红，常夹有血块，多发生于经前或行经期间，伴有胁肋及乳房胀痛，胸闷不舒。舌质暗，或有瘀点，苔白，脉弦。

【组成】柴胡100g，当归200g，赤芍200g，白芍200g，川芎100g，生地黄200g，桃仁150g，红花100g，丹参200g，益母草200g，香附100g，川楝子150g，延胡索150g，木香100g，槟榔100g，三棱100g，莪术100g，橘核150g，鸡血藤200g，泽兰150g，川楝子150g，延胡索150g，川牛膝150g，桑寄生100g，神曲100g，炙甘草100g，冰糖100g。

【加减】伴有呕吐，可加入姜半夏100g、生姜100g、吴茱萸100g；小腹冷痛拒按，可去赤芍、生地黄，加入肉桂100g、小茴香100g、乌药100g、干姜100g；盆腔有炎症，可加入红藤150g、丹皮150g、败酱草200g。

【制备方法】上药除冰糖外加水煮取3次，去渣，合并滤液，加热浓缩为清膏，加入冰糖火收膏，以滴水为度。

【服用方法】于经前一周服用，每次20g，每日2次，早晚饭后温水调服。连续服用6个经期。

2. 益气养血止痛膏：气血不足型

【出处】《家庭常用膏方事典》。

【主治】多症见小腹隐痛，腹痛多发生在月经后期，疼痛喜按。常伴有月经量少，色淡，质清稀，面色少华，神疲乏力，少气懒言，头晕心悸。舌淡，苔薄，脉细无力。

【组成】党参200g，炙黄芪200g，当归100g，川芎100g，白芍200g，熟地黄200g，黄精150g，覆盆子200g，女贞子150g，五味子200g，桑椹子150g，车前子200g，丹参200g，牛膝200g，陈皮200g，大腹皮100g，香附100g，五灵脂100g，木香100g，太子参100g，炒山楂100g，炒麦芽100g，炒神曲100g，海螵蛸300g，鸡内金200g，补骨脂200g，巴戟天100g，肉苁蓉100g，山茱萸150g，山药200g，何首乌100g，炙甘草100g，龟甲胶200g，鳖甲胶200g，胡桃肉200g，饴糖200g，冰糖200g，阿胶（烊化）200g，黄酒500mL。

【加减】小腹出现冷痛，疼痛喜温喜按，可加入艾叶100g、肉桂100g；伴有腰酸，可加入桑寄生150g、五加皮100g。

【制备方法】太子参单煎，余药除龟甲胶、鳖甲胶、胡桃肉、饴糖、冰糖、阿胶外加水煮取3次，去渣，合并滤液，加热浓缩为清膏，再将龟甲胶、鳖甲胶、阿胶加入适量黄酒浸泡后隔水炖烊，胡桃肉捣碎加入清膏和匀，最后加入饴糖、冰糖文火收膏，以滴水为度。

【服用方法】于经前一周开始服用，每次 20g，每日 2 次，早晚饭后温水调服。连续服 3 ～ 6 个月经周期。

3. 温阳驱寒止痛膏：阳虚寒凝型

【出处】《妇科膏方应用指南》。

【主治】多症见少腹隐痛，月经量少，经色黯红，或夹血块，伴腰酸，畏寒肢冷，经前常有乳胀痛。舌质淡，苔薄，脉沉涩。

【组成】党参 200g，炙黄芪 200g，川芎 100g，鸡血藤 150g，吴茱萸 100g，芍药 150g，炮附子 90g，桂枝 200g，小茴香 100g，山药 200g，生地黄 200g，当归 200g，熟地黄 200g，制黄精 100g，茯苓 200g，桑寄生 150g，白术 100g，延胡索 100g，川楝子 100g，锁阳 100g，柴胡 100g，木香 100g，香附 100g，桑椹子 200g，枸杞子 200g，女贞子 200g，杜仲 200g，陈皮 150g，乳香 100g，没药 100g，枳壳 100g，海螵蛸 300g，鸡内金 200g，炒山楂 100g，炒麦芽 100g，炒神曲 100g，炙甘草 100g，生晒参 50g，阿胶（烊化）200g，龟甲胶 200g，饴糖 200g，冰糖 200g，蜂蜜 200g。

【加减】可根据患者实际情况调整附子用量。

【制备方法】生晒参单煎，余药除阿胶、龟甲胶、饴糖、冰糖、蜂蜜外，加水煮取 3 次，去渣，合并滤液，加热浓缩为清膏，再将龟甲胶、阿胶加入后隔水炖烊，加入清膏和匀，最后加入饴糖、冰糖、蜂蜜文火收膏，以滴水为度。

【服用方法】于经前一周开始服用，每次 20g，每日 2 次，早晚饭后温水调服。连续服 3 ～ 6 个经期。

【调摄要点】

（1）忌食生冷、辛辣、香燥刺激之品。

（2）忌萝卜、浓茶、咖啡等。

（3）当感冒、咳嗽、发热、腹泻时停服。

（4）注意保暖。

（八）闭经

女了年龄超过 16 周岁，月经尚未来潮，或已形成月经周期后 6 个月以上未行经，或按自身原有月经周期停经 3 个周期以上者为闭经。

闭经病因病机复杂，分为虚证实证。月经的产生为脏腑、气血、天癸、冲任共同作用于胞宫的结果。故其虚者，多为肾虚，先天之精不充足，则冲任虚弱；脾为气血生化之源，脾虚则气血生化乏源，冲任不足；肾藏精，肝藏血，精血来源相同，故肝肾同源，肝肾亏虚，则精血不足；实者，多为气滞血瘀，或痰湿瘀滞，有形之邪阻滞冲任，经血运行不畅而致闭经。

治疗时根据其病理性质不同，采取相应治法，虚者补而通之，实者泻而通之，辨证论治。

1. 养血调经膏：血枯闭阻型

【出处】《家庭常用膏方事典》。

【主治】多症见月经量减少，渐至月经不行，神疲肢倦，少气懒言，头晕心悸，面色萎黄，耳鸣健忘。舌淡，苔薄，脉沉细。

【组成】党参200g，黄芪200g，白术100g，白芍200g，熟地黄200g，何首乌200g，黄精200g，杜仲200g，淫羊藿150g，鹿角胶150g，紫河车100g，益母草200g，桂枝200g，鸡血藤200g，山药200g，当归150g，川芎100g，陈皮150g，泽兰150g，丹参200g，酸枣仁200g，红花100g，桃仁150g，龟甲胶200g，阿胶200g，饴糖200g，冰糖200g，黄酒500mL。

【加减】腰膝酸软、头昏耳鸣明显，可加入菟丝子150g、桑寄生150g。

【制备方法】上药除龟甲胶、阿胶、饴糖、冰糖、黄酒外，余药水浸一宿，加水煮取3次，去渣，合并滤液，加热浓缩为清膏，再将龟甲胶、阿胶加入适量黄酒浸泡后隔水炖烊，加入清膏和匀，最后加入饴糖、冰糖文火收膏，以滴水为度。

【服用方法】每日2次，每次1匙，早晚饭后温服。

2. 行气活血调经膏：气滞血瘀型

【出处】《家庭常用膏方事典》。

【主治】多症见月经数月不行，伴有胸胁、乳房胀痛，心情郁闷不舒，面色晦暗。舌质偏暗，或有瘀点，苔薄，脉沉弦或涩。

【组成】柴胡100g，当归200g，川芎100g，赤芍150g，丹参200g，益母草200g，桃仁100g，红花100g，泽兰100g，三棱150g，莪术150g，香附100g，枳壳150g，牛膝150g，石菖蒲150g，半夏100g，茯苓200g，陈皮200g，佛手100g，香橼100g，柴胡100g，白芍150g，木香150g，谷芽100g，炙甘草100g，阿胶300g，饴糖200g，冰糖200g，黄酒500mL。

【加减】伴有便秘、小便色黄，可加入大黄90g、郁李仁100g。

【制备方法】上药除阿胶、黄酒外，余药浸泡一宿，加水煮取3次，去渣，合并滤液，加热浓缩为清膏，再将阿胶加入适量黄酒浸泡后隔水炖烊，冲入清膏和匀，最后加入饴糖、冰糖文火收膏，以滴水为度。

【服用方法】每日 2 次，每次服 20g，早晚饭后温服。

【调摄要点】

（1）忌食生冷、辛辣、香燥刺激之品。

（2）忌浓茶、咖啡等。

（3）感冒、咳嗽、发热、腹泻时停服。

（九）崩漏

崩漏是指经血非经期而下，或暴下如注，或经期延长两周以上者，分为"崩中"和"漏下"。一时间大量出血，发病急骤，称为"崩中"；或淋漓不尽，出血量少，病势较缓，称为"漏下"；"崩"为"漏"的严重程度，"漏"为"崩"的渐进轻症表现。两者虽临床表现不同，但其病因病机基本相同，在疾病发展过程中常相互转化，故合称为"崩漏"。本病属于妇科常见病，同时也属急重病证，当引起重视。

崩漏病机总结起来为冲任二脉不能固摄血液，经血失去制约，子宫藏泻失常。主要病变脏腑为肾、肝、脾等脏。肾为先天之本，主封藏作用，肾气、肾阳虚衰，则肾脏封藏作用失职，不能固摄经血，经血非时而下；肾阴虚衰，阴虚生内热，热邪扰动冲任，强迫血液不能随经脉运行，经血非时而下；脾为后天之本，主升清作用，脾虚则中气下陷，冲任不固，经血失于气之统摄作用，非时而下；肝主疏泄，肝脏疏泄功能失常，形成肝郁气滞，肝郁化火，火邪为热性，热扰冲任，形成崩漏。此外，血热、血瘀等实证也易引起崩漏。故其病理性质总属虚实夹杂。

因崩漏严重者为急重病证，故其治疗原则为"急则治其标，缓则治其本"。中医治疗大法为"塞流、澄源、复旧"。"塞流"即止血，在崩漏危急时首先采取止血措施；"澄源"即正本清源，治病求因，为治疗崩漏的重要阶段。该治疗方法于出血缓解后，进行辨证论治，采取补肾、疏肝、健脾、行气、化痰、清热等方法；"复旧"及固本善后，为崩漏好转后机体受损，后期的调养，多采取健脾疏肝益肾，进而调整月经周期，使月经恢复正常。治崩三法，各不相同，相互之间关系密切，治疗使用过程中需辨证论治，灵活应用。

1. 归脾膏：脾虚型

【出处】《中医临床家——丁光迪》。

【主治】多症见经血非时而下，阴道流血量多如崩或淋漓不断，经色淡质稀，伴神疲乏力，少气懒言，面色萎黄，食欲减退，大便不成形。舌质淡，或有齿痕，苔薄白，脉缓弱。

【组成】黄芪200g，党参200g，熟地黄200g，当归100g，山药200g，山萸肉200g，白术100g，柴胡100g，白芍150g，川芎100g，炒续断100g，木香100g，陈皮150g，茯苓150g，龙眼肉100g，升麻100g，炒山楂100g，炒神曲200g，炒麦芽200g，海螵蛸300g，鸡内金200g，炙甘草100g，生姜100g，大枣100g，阿胶200g，冰糖200g，黄酒500mL。

【加减】可根据患者情况调整黄芪用量，可用至500g。

【制备方法】上药除阿胶、冰糖、黄酒外，余药加水煮取3次，去渣，合并滤液，加热浓缩为清膏，再将阿胶加入适量黄酒浸泡后隔水炖烊，冲入清膏和匀，最后加入冰糖文火收膏，以滴水为度。

【服用方法】先汤药调治，再服用膏方。每日2次，每次20g，早晚饭后温服。

2.金匮肾气膏：肾虚型

【出处】《膏方宝典》。

【主治】多症见经血非时而下，阴道流血量多如崩，或淋漓不尽，经色淡，质稀薄，伴腰膝酸痛，头晕耳鸣，畏寒肢冷，小便清长。舌淡，苔薄，脉沉弱。

【组成】党参200g，炙黄芪200g，炒白术200g，熟地黄120g，山药200g，山茱萸200g，桑寄生150g，炒川续150g，制狗脊150g，杜仲200g，枸杞子200g，覆盆子200g，五味子200g，车前子200g，煨金樱子120g，巴戟天150g，淫羊藿100g，焦山楂100g，砂仁100g，仙鹤草150g，伏龙肝150g，补骨脂100g，炮姜炭100g，制首乌100g，茯苓150g，当归150g，陈皮150g，白芍200g，附子90g，海螵蛸300g，鸡内金200g，龙眼肉100g，湘莲子100g，炙甘草100g，阿胶200g，鹿角胶200g，龟甲胶200g，冰糖200g，黄酒500mL。

【加减】可添加果仁类，例如核桃肉50g、松子50g、杏仁50g等。

【制备方法】上药除阿胶、鹿角胶、龟甲胶、核桃肉、冰糖、黄酒外，余药加水煮取3次，去渣，合并滤液，加热浓缩为清膏，核桃肉捣碎，再将阿胶、鹿角胶、龟甲胶加入适量黄酒浸泡后隔水炖烊，冲入清膏和匀，最后加入冰糖文火收膏，以滴水为度。

【服用方法】每次 20g，每日 2 次，早晚饭后温水调服。

3. 滋阴清热止血膏：阴虚血热型

【出处】《妇科膏方应用指南》。

【主治】多症见经血非时而下，阴道流血量多如崩，或淋漓不尽，经色淡，质稀薄，伴腰膝酸痛，头晕耳鸣，口干，多饮水，手足心热，面部潮热，或畏寒肢冷，小便黄。舌淡红，苔薄，脉细弦数。

【组成】党参 200g，炙黄芪 200g，炒白术 150g，芍药 150g，山药 200g，丹参 150g，知母 100g，黄芩 100g，丹皮 100g，旱莲草 100g，地骨皮 100g，赤芍药 100g，黄连 100g，大黄 100g，青蒿 100g，茯苓 200g，生地黄 200g，玄参 150g，麦门冬 150g，女贞子 200g，枸杞子 200g，川石斛 100g，天花粉 100g，椿根皮 100g，芡实 100g，制香附 100g，金樱子 100g，天花粉 100g，续断 150g，鸡血藤 150g，淫羊藿 100g，炒谷芽 100g，炒麦芽 100g，陈皮 150g，炙升麻 100g，当归 200g，白参 50g，阿胶（烊化）200g，鹿角胶 200g，龟甲胶 200g，饴糖 200g，蜂蜜 200g，胡桃肉 150g，龙眼肉 150g。

【加减】腰酸可加入杜仲 200g；带下黄浊可加入土茯苓 100g、盐黄柏 200g。

【制备方法】白参单煎，余药除阿胶、鹿角胶、龟甲胶、胡桃肉、桂圆肉、饴糖、蜂蜜外，余药加水煮取 3 次，去渣，合并滤液，加热浓缩为清膏，再将鹿角胶、龟甲胶加入后隔水炖烊，胡桃肉、桂圆肉捣碎，加入清膏和匀，最后加入饴糖、蜂蜜收膏即成，以滴水为度。

【服用方法】每日 2 次，每次 20g，早晚饭后温服。

【调摄要点】

（1）忌食生冷、辛辣、香燥刺激食品。

（2）忌浓茶、咖啡等。

（3）出现咳嗽、发热、腹泻时停服。

（4）经期停服。

（十）带下量多

带下病是指女子带下量、色、质、味异常，伴或不伴有全身或局部症状者。女子生理状态下也可出现带下量增多或减少，如女子排卵期、月经前后、妊娠期时带下量增多者，或绝经期前后白带量会相应减少，均为生理现象。本篇主要介绍病理性带下量增多者。

带下量增多病机归纳为湿邪伤及任带二脉，任脉失约，带脉不固，病变脏腑主要为肝、脾、肾三脏，涉及任带二脉，其病理产物为湿邪。脾主运化，脾虚则运化水谷精微失常，水湿内生；肝属木，脾属土，肝郁乘脾，导致脾湿下注；脾阳虚衰，不能温化体内水湿，导致水湿内停。外湿多因久居湿地，涉水淋雨等形成。病理性质总属虚实夹杂。

治疗以温阳健脾，祛湿止带为主，需辨别疾病性质。

1. 完带膏：脾虚型

【出处】《家庭常用膏方事典》。

【主治】多症见带下量多，色白或淡黄，质稀薄，连绵不断，面色㿠白或萎黄，伴神疲乏力，少气懒言，食欲减退，大便不成形。舌淡或舌体胖大，苔白稍腻，脉细缓。

【组成】党参200g，白术150g，柴胡100g，白芍150g，生地黄200g，山药200g，薏苡仁200g，白扁豆200g，茯苓200g，莲子150g，芡实200g，白果100g，苍术100g，车前子200g，芥穗150g，白芷100g，金樱子150g，陈皮200g，升麻100g，炒山楂100g，炒神曲100g，炒麦芽100g，海螵蛸300g，鸡内金200g，炙甘草100g，大枣200g，饴糖200g，蜂蜜200g，阿胶（烊化）200g。

【加减】白带量多不止、质地清稀，可加入赤石脂150g、禹余粮150g；神疲乏力、头晕明显，可加入黄芪150g、黄精200g。

【制备方法】除阿胶、饴糖、蜂蜜外，余药加水煮取3次，去渣，合并滤液，加热浓缩为清膏，再将阿胶加入后隔水炖烊，最后加入饴糖、蜂蜜收膏即成，以滴水为度。

【服用方法】每日2次，每次20g，早晚饭后温服。

2. 补肾膏：肾虚型

【出处】《家庭常用膏方事典》。

【主治】多症见带下量多，连绵不断，质清晰，面色晦暗，伴腰膝酸软，畏寒肢冷，小便清长，大便稀溏。舌质淡，苔薄，脉沉迟。

【组成】熟地黄200g，太子参200g，五味子200g，覆盆子200g，菟丝子200g，沙苑子200g，杜仲200g，枸杞子200g，肉苁蓉200g，山药200g，山萸肉200g，莲子150g，芡实200g，茯苓200g，泽泻100g，白术150g，苍术100g，白果100g，金樱子200g，桑螵蛸300g，煅牡蛎300g，肉桂100g，木香100g，神曲100g，炙甘草100g，鹿角胶200g，龟甲胶200g，阿胶200g，蜂蜜200g，黄酒500mL。

【加减】小便频多可加入补骨脂 100g、益智仁 150g；大便溏、稀薄如水，可去肉苁蓉，加入肉豆蔻 100g。

【制备方法】上药除鹿角胶、龟甲胶、阿胶、蜂蜜、黄酒外，余药加水煮取 3 次，去渣，合并滤液，加热浓缩为清膏，再将鹿角胶、龟甲胶、阿胶加适量黄酒浸泡后隔水炖烊，冲入清膏和匀，最后加入蜂蜜文火收膏，以滴水为度。

【服用方法】每次 20g，每日 2 次，早晚温水调服。

3. 知柏地黄膏：阴虚内热型

【出处】《妇科膏方应用指南》。

【主治】多症见带下量多，色黄，味秽臭，伴头晕耳鸣，口干口苦，腰膝酸软。少腹隐痛，大便黏腻，小便色黄。舌质红，苔薄黄，脉细数。

【组成】知母 200g，丹参 100g，黄芩 100g，黄柏 100g，黄连 100g，淡竹叶 100g，淮小麦 200g，茯苓 200g，泽泻 200g，生地黄 200g，菟丝子 200g，杜仲 200g，牡丹皮 100g，山茱萸 200g，山药 200g，川楝子 100g，远志 200g，覆盆子 200g，益智仁 200g，夜交藤 200g，合欢皮 200g，何首乌 200g，芡实 150g，金樱子 100g，椿根皮 100g，败酱草 200g，乌贼骨 100g，生茜草 100g，龙胆草 100g，白芍药 200g，白芷 100g，独活 100g，狗脊 100g，枸杞子 200g，车前子（包煎）200g，饴糖 200g，冰糖 200g，蜂蜜 200g，阿胶（烊化）200g，黄酒 3500mL。

【制备方法】丹参单煎，除阿胶、饴糖、冰糖、蜂蜜、黄酒外，余药加水煮取 3 次，去渣，合并滤液，加热浓缩为清膏，再将阿胶加适量黄酒浸泡后隔水炖烊，冲入清膏和匀，最后加入饴糖、冰糖、蜂蜜文火收膏，以滴水为度。

【服用方法】每日 2 次，每次 20g，早晚饭后温服。

【调摄要点】

（1）忌食生冷、辛辣、油腻之品。

（2）忌浓茶、咖啡等。

（3）出现发热、咳嗽、腹泻症状时停服。

二、绝经前后诸证

更年期综合征，又称"围绝经期综合征""经断前后诸证"，属中医学"绝经前后诸证"范畴。中医认为，妇女在绝经前后，肾气渐衰，天癸将竭，冲任脉虚，生殖功能逐渐减退，脏腑功能衰减，机体阴阳平衡失调，出现潮热汗出、易怒、五心烦热、眩晕耳鸣、健忘、心悸不眠、抑郁、焦虑、月经不调等临床表现。这些症状常参差出现，发作次数和时间无规律性，病程长短不一，短者数月，长者可迁延数年，甚至十年左右，严重影响女性的正常工作和生活。

《素问·上古天真论》曰："女子七岁，肾气盛，齿更发长；二七而天癸至，任脉通，太冲脉盛，月事以时下，故有子……七七任脉虚，太冲脉衰少，天癸竭，地道不通，故形坏而无子也。"指出女子七七之年，大部分已经历经、孕、产、乳等正常生理过程，即将步入绝经期，此时肾气由盛渐衰，天癸由少至竭，阴虚血亏，精虚血少，久则伤阳，阴阳俱损，平衡失调，常常影响到心、肝、脾等脏腑，从而发生一系列的病理变化，引起一系列复杂多变的证候。本病临床常见以下三种证型：肝肾阴虚型、心肾不交型、脾肾阳虚型。肝藏血，肾藏精，精血同源，肝肾同源，易致肝肾阴虚，肝阳上亢；心肾相交，水火相济，肾精不足，肾水不能上济心火，则致心肾不交、心神不宁；肾为先天之本，脾为后天之本，肾虚阳衰，肾阳衰不能温补脾阳，致脾肾阳虚。

治疗更年期综合征宜补肾、养阴、宁心并进，同时注意兼顾补益脾胃后天之本，调理气血，平稳度过绝经期，这样才能延缓衰老，永葆青春。

1. 六味地黄膏：肝肾阴虚型

【出处】《家庭常用膏方事典》。

【主治】多伴有月经紊乱，经量或多或少或淋漓不断，色鲜红，烘热汗出，头晕耳鸣，腰膝酸软，情志不畅，心烦易怒，两目干涩，视物模糊，或胁肋疼痛。舌红，少苔，脉细数。

【组成】生地黄200g，白芍200g，山萸肉200g，女贞子200g，巴戟天150g，枸杞子200g，菟丝子200g，川牛膝150g，肉苁蓉150g，淫羊藿100g，旱莲草100g，知母200g，丹皮200g，川楝子100g，炒山栀200g，五味子200g，煅龙骨300g，山楂100g，鸡内金200g，陈皮100g，怀山药200g，茯苓200g，泽泻200g，沙苑子200g，大枣200g，阿胶（烊化）200g，胡桃肉200g，龙眼肉200g，黑芝麻200g，冰糖200g，黄酒500mL。

【加减】若兼口苦、咽干、郁火较甚者，可加龙胆草100g、黄连100g、天花粉150g；若兼虚热或汗多者，可加地骨皮150g、浮小麦200g；若兼手足麻木、肌肉抽动者，可加全蝎100g、蜈蚣100g；若兼心烦失眠者，可加茯神200g、夜交藤150g、远志100g、石菖蒲150g；若兼经行不畅、经色紫暗夹有血块者，加益母草 200g、泽兰 200g、桃仁 100g、赤芍 100g；若兼腰痛者，加川断 200g、桑寄生 200g。

【制备方法】将上药除阿胶、胡桃肉、龙眼肉、黑芝麻、冰糖、黄酒外，余药加清水煎 3 次，合并滤液，加热浓缩为清膏，然后将阿胶烊化加入适量黄酒兑入浓缩的清膏中，将胡桃肉、龙眼肉和黑芝麻捣和后兑入清膏中，再加冰糖收膏即成，以滴水为度。

【服用方法】每次服 20g，每日 2 次，早晚各 1 次，用温开水冲服。

2. 益肾宁心膏：心肾不交型

【出处】《家庭常用膏方事典》。

【主治】多伴有情绪低落，焦虑多疑，或抑郁寡欢，心悸，虚烦不得眠，易惊多梦，头晕耳鸣，健忘，腰膝酸软，潮热盗汗，小便短赤。舌质红，少苔，脉细数。

【组成】党参 200g，玄参 200g，天冬 200g，麦冬 200g，熟地黄 200g，当归 200g，柴胡 100g，川芎 100g，炒白芍 200g，茯神 200g，石菖蒲 150g，远志肉 100g，知母 100g，淫羊藿 100g，浮小麦 200g，炙黄芪 200g，山萸肉 200g，怀山药 200g，枸杞子 200g，女贞子 200g，旱莲草 200g，酸枣仁 200g，合欢皮 150g，炙甘草 100g，龟甲胶 200g，冰糖 200g，阿胶 200g，黄酒 500mL。

【加减】若有多梦、健忘者，加琥珀 200g、莲子心 100g；若兼见舌红绛无苔者，加石斛 100g、沙参 200g；若兼潮热盗汗、悲伤欲哭者，加百合 150g、大枣 200g；若兼烦躁不安、易惊醒、彻夜难眠者，加珍珠母 200g、龙骨 300g、牡蛎 300g、灵磁石 300g；若兼盗汗者，加煅龙骨 300g、煅牡蛎 300g；若兼肝火上炎，头晕目眩较重者，加菊花 200g、桑叶 200g；若大便不畅者，可加麻子仁 200g。

【制备方法】上药除阿胶、龟甲胶、冰糖、黄酒外，其余药物加水入锅煎煮 3 次，每次 1 小时，滤汁去渣，合并滤液，加热浓缩为清膏，然后将阿胶加适量黄酒浸泡后隔水炖烊，冲入清膏和匀，最后再加冰糖收膏即可，以滴水为度。

【服用方法】每日 2 次，每次服 20g，早晚各 1 次，用温开水冲服。

3. 温阳膏：脾肾阳虚型

【出处】《家庭常用膏方事典》。

【主治】多伴有月经紊乱，量多色淡，倦怠乏力，腹胀，食欲差，面色晦暗，面浮肤肿，腰膝酸软，形寒肢冷，大便不成形。舌淡红，苔薄白，脉沉弱。

【组成】白术 200g，茯苓 200g，猪苓 200g，泽泻 200g，党参 200g，巴戟天 100g，菟丝子 200g，五味子 200g，淫羊藿 150g，炮附子 100g，炮姜 100g，锁阳 200g，炙甘草 100g，鹿角胶 200g，饴糖 300g，黄酒 500mL。

【加减】若小便清长者，可加覆盆子 150g、桑螵蛸 150g、益智仁 150g。

【制备方法】上药物除鹿角胶、饴糖、黄酒外，余药加水浸泡 2 小时，加水煎煮 3 次，每次 1 小时，滤汁去渣，合并滤液，加热浓缩为清膏，鹿角胶打碎后用适量黄酒浸泡，隔水炖烊，冲入清膏中，和匀。加饴糖，待饴糖融化后，搅匀，再煮片刻即成。

【服用方法】每次 20g，每日 2 次，早晚各 1 次，用温开水冲服。

【调摄要点】

（1）保持良好心态，正确对待。更年期是一个人正常生理衰退过程，在这个过程中，要保持乐观心情，合理安排好工作和生活，避免精神刺激和过度劳累。

（2）生活要有规律，避免外邪侵袭，注意劳逸结合，适当运动。饮食应以清淡、营养、易消化为主，忌食辛燥耗散之品。

（3）更年期阶段各个脏器都可能产生功能减退，绝经期前后的妇女是生殖器肿瘤的好发年龄，应重视身体检查，以便早期诊断、早期治疗。

（4）创造丰富多彩的生活，适当增加业余爱好，增加生活情趣，对预防本症大有裨益。

三、不孕症

《素问·上古天真论》中指出："二七而天癸至，任脉通，太冲脉盛，月事以时下，故有子……七七，任脉虚，太冲脉衰少，天癸竭，地道不通，故形坏而无子也。"女子二七即十四岁月经来潮后，精气逐渐充盛，直到四十九岁精气枯竭之间均可以怀孕。而现如今由于种种原因，一年来未采取任何避孕措施，夫妻生活正常，而没有成功妊娠者称之为不孕。若丈夫一方正常则要考虑是女方不孕。西医诊断标准为：婚后 1 年或 1 年以上未采取任何避孕措施并有正常的性生活而未孕者；或曾孕育过，未避孕又 1 年以上未再受孕者。不孕主要分为原发不孕及继发不孕。原发不孕为从未受孕，古代称其为"全不产"；继发不孕为曾经怀孕以后又不孕，古代又称"断续"。《石室秘录·论子嗣》曰："女不能生子者有十病。十病维何？一曰胎胞冷、二曰脾胃寒、三曰带脉急、四曰肝气郁、五曰痰气盛、六曰相火旺、七曰肾水衰、八曰督任病、九曰膀胱气化不行、十曰气血虚而不能摄。"全面阐述了不孕症的病因病机。基于中医基础理论，肾藏精，藏的是先天之精气，其中包括生殖之精。肾中精气旺盛，则生殖能力强；肾中精气衰弱，则生殖能力弱。本病的病机有虚实两种。虚者主要是因为冲任、胞宫失于濡养与温煦，难以成孕。引起其病机变化的主要因素有肾阳亏损与肾阴不足。而实者大多是因为瘀滞内停，冲任受阻，不能摄精成孕，引起实证病机的主要因素有肝郁、痰湿和血瘀。

在治疗之前首先要增强体质和增进健康，纠正营养不良和贫血，纠正肥胖，戒烟忌酒，积极治疗内科疾病，掌握性知识，选择排卵期同房。论治方法方面，当注意分清虚实，虚者宜温肾填精，补养气血，补益冲任；实者宜疏肝解郁，化痰除湿，清利湿热，活血化瘀，使肾气旺盛，气血调和，月经有规律，则能摄精成孕。

1. 五子膏：脾肾两虚型

【出处】《时珍国医国药》。

【主治】夫妇同居，性生活正常，未避孕长期未孕，白带量少，月经量少，色淡质稀，血块或有或无，经行腹痛常伴腰酸，得温则缓解，睡眠差，大便不成形。舌淡，边有齿痕，苔薄白，脉沉细。

【组成】党参 300g，炒白术 150g，茯苓 150g，炒山药 250g，当归 100g，炒白芍 200g，川芎 100g，熟地黄 100g，仙茅 120g，仙灵脾 120g，覆盆子 120g，菟丝子 150g，枸杞子 150g，女贞子 100g，五味子 100g，车前子 100g，制黄精 150g，芡实 150g，炒薏苡仁 150g，补骨脂 100g，槲寄生 100g，杜仲 100g，川断 100g，生黄芪 100g，炙黄芪 100g，陈皮 100g，煨木香 150g，苏叶 100g，苏梗 100g，砂仁 60g，炙甘草 60g，阿胶 200g，龟甲胶 100g，鹿角胶 100g。

【制备方法】上药除阿胶、龟甲胶、鹿角胶外，余药加水煮取 3 次，去渣，合并滤液，加热浓缩为清膏，再将阿胶、龟甲胶、鹿角胶炖烊，冲入清膏和匀，最后文火收膏，以滴水为度。

【服用方法】每日 2 次，每次 20g，早晚饭后温服。

2. 行气活血膏：气滞血瘀型

【出处】《蜜蜂杂志》。

【主治】日久不孕，经期延后，月经量少色紫黑，或伴有有痛经甚或闭经。舌质暗，苔薄，或有瘀点，脉弦细。

【组成】生黄芪300g，生地黄150g，熟地黄150g，生地黄150g，当归100g，川芎90g，赤芍药90g，白芍药90g，荔枝核90，桃仁90g，炙香附90g，元胡90g，生蒲黄90g，五灵脂90g，红花60g，干姜30g，肉桂30g，吴茱萸30g，小茴香45g，炙乳香45g，没药45g，鳖甲胶60g，鹿角胶90g，蜂蜜250g。

【制备方法】上药除龟甲胶、鹿角胶、蜂蜜外，余药加水煮取3次，去渣，合并滤液，加热浓缩为清膏，再将龟甲胶、鹿角胶炖烊，冲入清膏和匀，最后加入蜂蜜文火收膏，以滴水为度。

【服用方法】每日2次，每次20g，早晚饭后温服。

3.三四五六膏：脾肾亏虚兼肝郁气滞证

【出处】《名医》。

【主治】多症见未避孕，日久不孕，月经量少色紫黑，或伴有腰膝酸软，神疲乏力，时伴有胁肋胀痛，平素易生气，痛经。舌淡红，苔薄，或有瘀点，脉弦细。

【组成】苏子100g、莱菔子150g、白芥子100g、当归200g、白芍150g、熟地黄200g、川芎100g、柴胡100g、枳实100g、车前子200g、金樱子100g、覆盆子200g、女贞子200g、枸杞子200g、党参200g、白术150g、茯苓200g、清半夏150g、陈皮100g、甘草100g，阿胶200g，蜂蜜200g，黄酒500mL。

【加减】血虚者加黄芪200g；寒冷胞宫加乌药100g；阴虚内热可加地骨皮100g、鳖甲胶200g；气血不足加黄芪200g、鸡血藤100g；痰湿郁阻加石菖蒲100g、全瓜蒌100g；气滞血瘀加桃仁200g、红花200g。

【制备方法】上药除阿胶、蜂蜜、黄酒外，余药加水煮取3次，去渣，合并滤液，加热浓缩为清膏，再将阿胶炖烊，冲入清膏和匀，最后加入蜂蜜文火收膏，以滴水为度。

【服用方法】每日2次，每次20g，早晚饭后温服。

【调摄要点】

（1）保持心情舒畅，社会和家人要给予关心、体贴和支持，创造一个良好的心态环境。

（2）进行性知识宣传教育，注意卫生，预防和及早治疗生殖道炎症。

（3）进行性生理知识教育，让患者掌握计算自己的排卵期，增加受孕机会。

（4）做好计划生育，避免人工堕胎、引产等对肾精、气血的不必要损耗而造成不孕。

四、多囊卵巢综合征

多囊卵巢综合征是育龄期妇女常见的一种复杂的内分泌及代谢异常所致的疾病，以慢性无排卵及高雄激素血症为特点。其主要临床表现为月经周期紊乱、不孕、多毛和（或）痤疮，多伴有肥胖。PCOS为导致患者不孕的主要因素。其多通过激素、彩超等医疗检查明确诊断。

临床常见多囊卵巢所致不孕症中，中医证候以肾虚证为主，包括肾气虚证、肾阳虚证及肾精不足证，并且常常以复合证型出现，兼见脾虚、痰湿、肝郁、血瘀等。多连及肾、肝、脾等脏腑。现将中国传统医学中月经周期理论与现代医学性腺轴卵泡发育的分阶段治疗相结合，以恢复肾－天癸－冲任－胞宫之间的平衡，以达到重建月经周期、促进排卵、最终怀孕的目的。行经期：月经第1天～第4天：此期胞脉充盈，血海由满而溢。故此时易以实邪为主。肝郁则气机运行不畅，导致气滞；人体之气具有推动作用，气之运行不畅则易生痰湿、瘀血，阻滞经血运行，故不能顺利排出精血，疏通卵巢；经后期：月经第5天～第11天：此期随着精血排出胞宫外，血海空虚，子宫、胞脉相对空虚。故此期以虚证为主，尤以阴血不足为主。脾肾分别为先后天之本，故人体气血有赖于脾肾化生；肾藏精，肝藏血，精血同源，故肝肾亏虚则血海空虚；排卵期（经间期）：月经第12天～第18天：此期为重阴转阳期，肾阴充实已经达到一定水平，使卵子成熟至排出。故此期以虚实夹杂为主。此期气血亏虚则人体无力排卵，气滞、痰湿、瘀血阻滞则排卵不畅，故多连及肝、脾、肾三脏；黄体期（经前期）：月经第19天～第27天：阳气经过一段时间的逐渐增长，已达到"重阳"的状态。此期阴精与阳气皆充盛，子宫胞脉气血充盈，阴充阳长、肾阳渐旺、胞宫温暖待孕，已为孕育做好准备。故此期多以虚证为主。常以脾肾亏虚为主。脾肾阳虚，胞宫失于温煦，则影响受孕。

治疗多以不同时期采取不同治法。行经期：治疗以理气调血为主，兼以祛除痰湿瘀阻之邪；经后期：治疗以养血滋阴、健脾补肾为主，养阴的目的在于养精卵，辅以化痰除湿疏通卵巢；排卵期：治疗以健脾补肾为主，辅以行气活血、温养卵泡、诱导排卵、促使排卵，帮助精卵结合；黄体期：治疗以健脾补肾载胎为主，辅以温经养血，为受精卵的着床发育提供基础。

1. 苍术导附膏：行经期

【出处】《四川中医》。

【主治】行经期调理。

【组成】桂枝150g，桃仁200g，川芎100g，当归200g，熟地黄200g，白芍100g，枳壳100g，香附100g，乌药100g，苏木150g，丹参200g，泽兰150g，土牛膝200g，潞党参200g，甘草100g，苍术150g，茯苓200g，薏苡仁200g，法半夏150g，胆南星100g，陈皮200g，神曲100g，阿胶200g，蜂蜜200g，黄酒500mL。

【制备方法】上药除阿胶、蜂蜜、黄酒外，余药加水煮取3次，去渣，合并滤液，加热浓缩为清膏，再将阿胶炖烊，冲入清膏和匀，最后加入蜂蜜文火收膏，以滴水为度。

【服用方法】每日2次，每次20g，早晚饭后温服，连服3天。

2. 养精种玉膏：经后期

【出处】《四川中医》。

【主治】经后期调理。

【组成】当归200g，赤芍100g，白芍200g，熟地黄200g，淮山药200g，山茱萸200g，茯苓200g，丹皮200g，川断200g，淮牛膝200g，丹参200g，苍术150g，郁金200g，丝瓜络100g，路路通100g，王不留行100g，菟丝子200g，杜仲200g，鹿角胶200g，丝瓜络100g，阿胶200g，蜂蜜200g，黄酒500mL。

【制备方法】上药除阿胶、鹿角胶、蜂蜜、黄酒外，余药加水煮取3次，去渣，合并滤液，加热浓缩为清膏，再将阿胶、鹿角胶炖烊，冲入清膏和匀，最后加入蜂蜜文火收膏，以滴水为度。

【服用方法】每日2次，每次20g，早晚饭后温服。

3. 排卵助孕膏：排卵期

【出处】《四川中医》。

【主治】排卵期调理。

【组成】菟丝子200g，紫石英150g，川续断200g，覆盆子200g，补骨脂200g，潞党参200g，沙参150g，白术150g，茯苓200g，熟地黄200g，女贞子200g，山茱萸200g，枸杞200g，当归150g，皂角刺100g，香附100g，阿胶200g，蜂蜜200g，黄酒500mL。

【加减】若 B 超监测达到排卵而不排者，加桃仁 200g、桂枝 150g、赤芍 200g。

【制备方法】上药除阿胶、蜂蜜、黄酒外，余药加水煮取 3 次，去渣，合并滤液，加热浓缩为清膏，再将阿胶炖烊，冲入清膏和匀，最后加入蜂蜜文火收膏，以滴水为度。

【服用方法】每日 2 次，每次 20g，早晚饭后温服，连服 7 天。

4．毓麟珠膏：黄体期

【出处】《四川中医》。

【主治】黄体期调理。

【组成】潞党参 200g，炒白术 150g，茯苓 200g，炙甘草 100g，当归 200g，白芍 150g，熟地黄 200g，菟丝子 200g，杜仲 200g，鹿角胶 200g，桂枝 100g，九香虫 50g，阿胶 200g，蜂蜜 200g，黄酒 500mL。

【制备方法】上药除阿胶、蜂蜜、黄酒外，余药加水煮取 3 次，去渣，合并滤液，加热浓缩为清膏，再将阿胶炖烊，冲入清膏和匀，最后加入蜂蜜文火收膏，以滴水为度。

【服用方法】每日 2 次，每次 20g，早晚饭后温服，连服 8 天。

5．保胎膏：确定怀孕后

【出处】《四川中医》。

【主治】怀孕期调理。

【组成】炙黄芪 200g，潞党参 200g，熟地黄 200g，菟丝子 200g，续断 200g，炙甘草 100g，女贞子 200g，旱莲草 150g，炙升麻 100g，杜仲 200g，桑寄生 200g，淮山药 200g，阿胶 200g，鹿角胶 200g，蜂蜜 200g，饴糖 200g，黄酒 500mL。

【制备方法】上药除阿胶、鹿角胶、蜂蜜、饴糖、黄酒外，余药加水煮取 3 次，去渣，合并滤液，加热浓缩为清膏，再将阿胶、鹿角胶炖烊，冲入清膏和匀，最后加入蜂蜜、饴糖文火收膏，以滴水为度。

【服用方法】每日 2 次，每次 20g，早晚饭后温服。

五、妊娠胎动不安

妊娠是胚胎寄生于母体子宫内生长发育和成熟的过程。在这个过程中，母体和胎儿必须互相适应，否则易发生流产。胎元包括胎气、胎儿、胎盘三个方面，任何一个方面有问题，均可发生胎漏、胎动不安。

在妊娠期间若出现腰酸、腹痛、小腹下坠，或伴有少量阴道出血者，称为"胎动不安"。胎动不安者多由于脏腑气血虚弱、肾气不固所致。肾主生殖，母体肾气是胎儿发育的原动力，而胎儿的生长，需依赖气血充养，气血由脾胃化生，因此肾气不足、脾胃虚弱是胎动不安的主要病机。

临证治疗多以补肾为核心，复加补益气血之品以补肾健脾、补益气血，标本同治，疗效绝佳。因膏方起效较慢，且目前少有关于膏方对胎儿生长发育影响的临床及科研资料，故膏方多用于妊娠胎元不固者和滑胎者的平时调理。但对于妊娠病者，临证禁用破气活血滑利之品，例如川芎、桃仁等药。

1. 胎元膏：气血虚弱型

【出处】《景岳全书》。

【主治】气血虚弱型胎动不安。妊娠期阴道少量下血，色淡红，质稀薄，或小腹空坠而痛，腰酸，面色㿠白，心悸气短，神疲肢倦。舌淡，苔薄白，脉细弱略滑。

【组成】人参100g，当归150g，杜仲150g，芍药150g，熟地黄150g，白术150g，炙甘草100g，淫羊藿150g，益母草200g，山药200g，泽兰150g，丹参200g，酸枣仁200g，炒续断100g，木香100g，陈皮150g，茯苓150g，龙眼肉100g，升麻100g，炒山楂100g，炒神曲200g，炒麦芽200g，海螵蛸300g，鸡内金200g，龟甲胶200g，阿胶200g，饴糖200g，冰糖200g，黄酒500mL。

【加减】下元不固而多遗尿者，加补骨脂200g、五味子200g；虚而兼寒多呕者，加炮姜200g；阴虚小腹作痛，加枸杞子300g；多怒气逆者，加香附150g、砂仁100g；有所触而动血者，川续断、阿胶加至300g。

【制备方法】上药除龟甲胶、阿胶、饴糖、冰糖、黄酒外，余药水浸一宿，加水煮取3次，去渣，合并滤液，加热浓缩为清膏，再将龟甲胶、阿胶加入适量黄酒后隔水炖烊，加入清膏和匀，最后加入饴糖、冰糖文火收膏，以滴水为度。

【服用方法】每次20g，每日2次，早晚饭后温水调服。

【调摄要点】

（1）心理调护。妊娠期尤其是早期出现腹痛和阴道少量出血时，大多数孕妇会感到紧张，一方面害怕胚胎保不住，另一方面即使胚胎保住了又担心胎儿发育会有问题。因此孕妇应该明白流产对染色体异常的胚胎是一种自然淘汰过程，而经过保胎保住的胚胎均能妊娠至足月分娩，孕妇心理不必有负担，应放松自己的情绪，配合治疗。

（2）绝对卧床休息，避免活动过度，以免发生流产。同时医生要尽量减少必要的阴道检查，严禁同房，以减少对子宫的刺激。

（3）饮食调护。孕妇在此期间要多食新鲜蔬菜及水果，忌食辛辣煎炸及烟酒刺激之品，保持大便通畅。

（4）因外伤而致先兆流产者，切忌滥用活血化瘀药物，以免造成不良后果。

六、产后诸病

产褥期妇女为一种特殊人群，经产后会产生很多问题，如情绪不佳、睡眠质量下降、乳汁减少、产后风湿病、尿潴留等。使用中医药能够有效治疗产后相关疾病，明显缓解症状，治疗安全有效。

（一）产后睡眠质量差及负面情绪

产后妇女由于疼痛、哺乳乳房胀痛等生理原因，会产生很多负面情绪，导致心神不宁，夜眠质量差等表现。孕妇产后，气血耗伤，心神失养，故出现心神不宁；肝主气机，肝失疏泄，则气机郁滞，情绪欠佳；脾肾为后天先天之本，脾肾亏虚则气血生化乏源，气血不足；心主神志，心神失养，则情绪不宁；病变脏腑主要连及心、肝、脾、肾等脏腑。病理性质分为虚证和湿证，总属虚实夹杂。治疗时应以调气和血，疏肝行气，补肾健脾为主，使脏腑和，则情志安。

复原膏

【出处】《河南中医》。

【主治】产后心神不宁，情绪控制不佳，夜间睡眠差。

【组成】木香100g，砂仁200g，桔梗200g，枳壳100g，陈皮200g，鸡内金200g，生山楂100g，人参100g，益母草200g，桃仁100g，红花100g，炮姜100g，王不留行100g，路路通100g，麦门冬200g，炙甘草100g，五味子200g，山药200g，山萸肉200g，柴胡100g，郁金100g，川芎150g，香附150g，茯苓200g，茯神200g，酸枣仁200g，阿胶200g，蜂蜜200g，黄酒500mL。

【加减】便秘者，加入厚朴200g、大黄100g，严重者可加芒硝100g；肾虚者，加入熟地黄200g、菟丝子200g、车前子200g。

【制备方法】上药物除阿胶、蜂蜜、黄酒外，余药加水浸泡 2 小时，加水煎煮 3 次，每次 1 小时，滤汁去渣，合并滤液，加热浓缩为清膏，阿胶用适量黄酒浸泡，隔水炖烊，冲入清膏中，和匀。加蜂蜜，搅匀，再煮片刻即成，滴水为度。

【服用方法】每次 20g，每日 2 次，早晚各 1 次，用温开水冲服。7 天为 1 疗程，服用 3 个疗程。

【调摄要点】

（1）产后饮食合理，忌食生冷、辛辣等有刺激性的食物，增加富含优质蛋白、膳食纤维及维生素的摄入，改善产妇营养状态。

（2）产后起居合理，入睡时间规律。

（3）生活环境适宜，可以通过交谈、播放柔缓音乐等外界关怀使产妇放松心情。

（4）避免着凉、受风。

（5）适量行走运动。

（二）产后缺乳

产后缺乳又称"乳难""缺乳""无乳"，以产后初期的缺乳最为常见，也可发生在整个哺乳期。母乳喂养为新生儿最理想的天然食物，具有营养丰富，益于吸收，经济安全等优点。母乳喂养一方面能够增强新生儿免疫力，另一方面也有利于促进产妇康复，减少乳腺疾病的发生率，维持产妇身心健康，同时乳汁正常分泌能够促进母婴之间的情感交流。但研究表明，产妇产后缺乳、乳房不适等现象明显增加。因此，采取有效方式促进产妇排乳非常重要。

传统医学认为，产妇分娩时大量出血，导致气血亏虚，泌乳不足；或者产妇自身体质虚弱，脾胃功能减弱，气血生化不足；或冲任空虚，乳汁生化乏源，无乳可下，则造成少乳或缺乳；或精血同源，肾精不足则影响血液生成；或肝郁气滞，气滞则形成痰湿、瘀血等病理产物，导致乳汁排出不畅；病机总属气血不足，泌乳不足或气滞血瘀，乳汁排出不畅。病理性质分为虚实。治疗总以益气养血，行气化瘀为主。

1. 益气养血增乳膏：气血不足证

【出处】《广州中医药大学学报》。

【主治】症见产后乳少，甚或全无，乳汁清稀，乳房柔软，无胀感。伴面色少华，神疲乏力，少气懒言，饮食减少。舌淡红，少苔，脉沉细。

【组成】黄芪 200g，当归 200g，党参 200g，白术 150g，熟地黄 200g，麦

冬 150g，穿山甲 200g，王不留行 150g，人参 100g，木通 100g，桔梗 200g，枸杞 200g，生地黄 200g，通草 100g，柴胡 100g，川芎 100g，远志 200g，丹参 200g，制何首乌 300g，女贞子 200g，漏芦 100g，炙甘草 100g，阿胶 200g，饴糖 200g，黄酒 500mL。

【加减】肝郁气滞者加入香附 200g、白芍 200g、枳壳 150g；瘀血者加入桃仁 200g、红花 200g、三七 100g；痰湿阻滞者加入法半夏 200g、茯苓 200g、苍术 150g、车前子 200g。

【制备方法】人参单煎，除阿胶、饴糖、黄酒外，余药加水浸泡 2 小时，加水煎煮 3 次，每次 1 小时，滤汁去渣，合并滤液，加热浓缩为清膏，阿胶用适量黄酒浸泡，隔水炖烊，冲入清膏中，和匀。加饴糖，待饴糖融化后，搅匀，再煮片刻即成，滴水为度。

【服用方法】每次 20g，每日 2 次，早晚各 1 次，用温开水冲服。

【调摄要点】

（1）温水洗浴，洗头发后立即吹干。

（2）多休息，自然运动，但不能过劳。

（3）注意保暖。

（4）产褥期禁止同房。

（5）饮食宜清淡，忌食辛辣、寒凉等刺激性食物。

（6）保持心情愉悦。

（7）此外，还可以采用中药热敷：将通乳类中药如王不留行、路路通、通草等煎煮后，用热毛巾敷于乳房来促进乳汁分泌。

（三）产后风湿

产后风湿又名"产后身痛""产后痹""产后关节痛""产后风"等，是发生于妇女产褥期或产后百日内，出现以关节周围软组织疼痛为主要特点的一种临床疾病。主要表现为四肢关节、肌肉的酸痛麻木重着，同时伴有畏寒怕冷、怕风、乏力、多汗、烦躁、失眠等症状。与现代医学的纤维肌痛综合征、慢性疲劳综合征等疾病相似。

产后风湿的病机主要为产后体虚，气血不足，复感湿邪。病变脏腑连及脾、胃、肝、肾等脏腑。《素问·评热病论》曰："正气存内，邪不可干；邪之所凑，其气必虚。"由于产妇生产时大量失血，加上产后哺乳休息无常，劳倦过度，导致产后气血不足；脏腑功能低下，营卫失和，在机体处于"百脉空虚，百节开张，血脉流散"的基础上，风寒湿邪乘虚而入，痹阻经络，影响气血运行，导致筋骨、关节、肌肉失于濡养而发病；先天禀赋不足，肝肾亏虚，尤其肾气不足，加上产后进一步亏耗，导致筋脉关节失于温养，机体更容易受到风寒湿等邪气侵袭痹阻经络而发病；产后脾胃虚弱也与本病关系密切。脾主运化，主四肢，脾胃虚弱，气血生化乏源，气血不足，筋脉关节失于濡养，容易出现关节肌肉疼痛，此为虚证；实证以外邪侵袭、气机不畅、瘀血痹阻所致。治疗总以扶正祛邪、益气养血为本，兼以祛风散寒、疏肝解郁、活血通络。

1. 三痹膏：体虚兼风寒湿痹证

【出处】《风湿病与关节炎》。

【主治】四肢关节肌肉疼痛，或疼痛难忍，痛无定处，呈游走性，腰膝酸困，畏寒怕风，得热则舒，多汗，乏力等。舌淡，苔薄白，脉细或弦缓。

【组成】黄芪 200g，白术 150g，防风 100g，当归 200g，熟地黄 200g，白芍 200g，川芎 150g，桂枝 200g，制附子 90g，茯苓 200g，杜仲 200g，续断 200g，豨莶草 100g，秦艽 100g，青风藤 100g，炙甘草 100g，阿胶 200g，蜂蜜 200g，黄酒 500mL。

【加减】出汗多者，加浮小麦 200g、煅牡蛎 300g；关节僵硬明显者，加羌活 200g、独活 150g、海风藤 100g；上肢痛者，加羌活 200g、桑枝 150g；下肢痛者，加独活 150g、木瓜 100g、牛膝 200g。

【制备方法】上药除阿胶、蜂蜜、黄酒外，加水煮取 3 次，去渣，合并滤液，加热浓缩为清膏，再将阿胶加入适量黄酒后隔水炖烊，加入清膏和匀，最后加入蜂蜜文火收膏，以滴水为度。

【服用方法】每次 20g，每日 2 次，早晚各 1 次，用温开水冲服。

2. 八珍膏：脾肾亏虚，气血不足证

【出处】《风湿病与关节炎》。

【主治】多症见四肢酸困麻木，头晕乏力，多汗，心悸少寐，面色萎黄，食欲不振，面浮肢肿，腰膝酸软。舌质淡、苔薄白，脉细弱无力。

【组成】黄芪 200g，当归 200g，党参 200g，白术 150g，茯神 200g，茯苓 200g，白芍 150g，川芎 150g，熟地黄 200g，炙甘草 100g，菟丝子 200g，五味子 200g，车前子 200g，枸杞子 200g，山药 200g，山萸肉 200g，海风藤 150g，阿胶 200g，蜂蜜 200g，黄酒 500mL。

【加减】出汗多者，加浮小麦 300g、煅龙骨 300g、煅牡蛎 300g；腰膝酸困者，加杜仲 200g、续断 200g、骨碎补 200g。

【制备方法】上药除阿胶、蜂蜜、黄酒外，加水煮取 3 次，去渣，合并滤液，加热浓缩为清膏，再将阿胶加入适量黄酒后隔水炖烊，加入清膏和匀，最后加入蜂蜜文火收膏，以滴水为度。

【服用方法】每次 20g，每日 2 次，早晚各 1 次，用温开水冲服。

3．丹栀逍遥膏：肝郁气滞证

【出处】《风湿病与关节炎》。

【主治】多症见全身关节肌肉疼痛，伴有烦躁焦虑、口苦口干、乳房发胀等，常因情志异常而致病情加重。舌淡红，苔薄白，脉弦细。

【组成】柴胡 100g，川芎 100g，牡丹皮 200g，栀子 200g，黄芩 100g，当归 200g，白芍 200g，生地黄 200g，白术 150g，茯苓 200g，薄荷 150g，炮姜 150g，鸡血藤 200g，玫瑰花 200g，炙甘草 100g，枳壳 150g，陈皮 200g，香附 100g，阿胶 200g，蜂蜜 200g，黄酒 500mL。

【加减】失眠重者，加酸枣仁 200g、合欢花 200g、合欢皮 200g；头晕耳鸣者，加菊花 200g、石决明 200g、炒蒺藜 100g、天麻 200g；腰痛明显者，加桑寄生 200g、杜仲 200g。

【制备方法】上药除阿胶、蜂蜜、黄酒外，加水煮取 3 次，去渣，合并滤液，加热浓缩为清膏，再将阿胶加入适量黄酒后隔水炖烊，加入清膏和匀，最后加入蜂蜜文火收膏，以滴水为度。

【服用方法】每次 20g，每日 2 次，早晚各 1 次，用温开水冲服。

4．桃红四物膏：瘀血痹阻证

【出处】《风湿病与关节炎》。

【主治】多症见四肢关节疼痛明显，部位相对固定，伴有肢体麻木，或痛经，或排泄不畅。舌质暗红，有瘀点、瘀斑，苔薄白，脉涩或细弦。

【组成】柴胡 100g，白芍 200g，桃仁 200g，红花 200g，当归 200g，川芎 100g，黄芪 200g，怀牛膝 200g，五灵脂 200g，没药 200g，苍术 150g，黄柏 100g，地龙 150g，香附 100g，赤芍 200g，羌活 150g，秦艽 150g，威灵仙 200g，炙甘草 100g，阿胶 200g，蜂蜜 200g，黄酒 500mL。

【加减】腰痛者，加补骨脂 200g、杜仲 200g；痛经者，加炮姜 100g、益母草 200g；肢体麻木明显者，加豨莶草 200g、丝瓜络 200g。

【制备方法】上药除阿胶、蜂蜜、黄酒外，加水煮取 3 次，去渣，合并滤液，加热浓缩为清膏，再将阿胶加入适量黄酒后隔水炖烊，加入清膏和匀，最后加入蜂蜜文火收膏，以滴水为度。

【服用方法】每次 20g，每日 2 次，早晚各 1 次，用温开水冲服。

【调摄要点】

（1）家属及朋友对产妇进行心理疏导。

（2）规律的休息。

（3）适当的锻炼。

（4）合理的饮食。

七、美容养颜

中医强调整体观念，以天、地、人为统一整体。而颜面五官作为人这个有机整体的一部分，其气色好坏有赖于人体的阴阳平衡、气血调和，所谓"有诸内必形诸外"。

影响美容的原因总结归纳为气血不足，颜面失养；或气机郁阻，痰湿瘀结，有形之邪使气血运行不畅，影响容颜。《难经》记载："五脏有五色，皆见于面。"可见五脏均可影响颜面美容。肾为先天之本，主藏精，其华在发，肾虚则使肌肤晦暗无光，出现白发、皱纹、黄褐斑等症状；脾为后天之本，气血生化之源，其华在唇，脾虚则气血生化乏源，颜面失于濡养，使面色失去光泽；女子以肝为先天，肝藏血，主疏泄，肝郁气滞，血行不畅，影响容颜；心主血脉，其华在面，故心气不足，则气血运行不畅，影响颜面光泽；肺主一身皮毛，主气属卫，具有宣发卫气的作用，能够将脾胃运化的水谷精微物质布散于人体皮毛，温养润泽皮肤，若肺气虚，则肌肤失于濡养。五脏六腑皆能影响肌肤容颜，故调节脏腑阴阳平衡，使气血调和，则面部红润，肌肤光滑有光泽。

治疗时遵循"治病求本"的原则，根据不同证型有针对性的服用膏方，使五脏安和、气血调和、阴阳平衡，以内养外，达到养颜美容、肌肤润泽的作用。基于中医基础理论，人体"以通为补，以通促补"，活血作为美容必不可少的环节，可有效改善面部气血循环，调节内分泌功能，养颜靓肤。故治疗当以益气养血，活血通络为主。膏方因其具有平调缓图、长效补益的特点，美容养颜疗效显著，近些年来越来越受到女性的青睐和推崇。

（一）调理气色

1.健脾理气膏：脾虚型

【出处】《膏方宝典》。

【主治】多症见面色暗滞，面部肌肤粗糙，无光泽，伴神疲乏力，少气懒言，食欲减退，大便不成形。舌淡，苔薄白，脉弱。

【组成】红参100g，炒白术150g，黄芪200g，茯苓200g，山药200g，炒薏苡仁200g，陈皮200g，当归200g，苍术100g，远志100g，制香附100g，制狗脊200g，炒续断200g，补骨脂200g，炒芡实200g，乌药100g，鹿角霜200g，白蒺藜200g，煨肉蔻100g，西红花100g，砂仁100g，海螵蛸300g，鸡内金200g，何首乌150g，紫河车100g，核桃肉200g，野生灵芝200g，鹿角胶250g，阿胶200g，蜂蜜200g，黄酒500mL。

【加减】入睡困难可加入五味子200g、茯神200g。

【制备方法】红参、野生灵芝单煎，紫河车研末，核桃肉捣碎，余药除鹿角胶、阿胶、蜂蜜、黄酒外加水煮取3次，去渣，合并滤液，加热浓缩为清膏，再将阿胶、鹿角胶加适量黄酒浸泡后隔水炖烊，冲入清膏和匀，最后加入蜂蜜文火收膏，以滴水为度。

【服用方法】每日2次，每次20g，早晚饭后开水冲服。

2.补肾理气膏：肾虚型

【出处】《膏方宝典》。

【主治】多症见面色晦暗甚或暗灰，面色无光泽，伴腰酸肢软，小便清长或夜尿频多。舌淡，苔薄，脉沉细。

【组成】熟地黄200g，山药200g，山萸肉200g，莲须150g，炒薏苡仁200g，丹参200g，菟丝子200g，五味子100g，独活200g，陈皮200g，茯苓200g，芡实200g，龙骨300g，茯苓200g，黄芪200g，枸杞子200g，炒白术150g，怀牛膝200g，炒鸡内金200g，升麻150g，车前子200g，石斛300g，人参50g，砂仁100g，核桃肉200g，鹿角胶200g，龟甲胶200g，阿胶200g、蜂蜜200g，黄酒500mL。

【加减】腰痛可加入杜仲200g、续断200g。

【制备方法】上药人参单煎，核桃肉捣碎，余药除鹿角胶、阿胶、龟甲胶、蜂蜜、黄酒外，加水煮取3次，去渣，合并滤液，加热浓缩为清膏，再将龟甲胶、鹿角胶、阿胶加入适量黄酒后隔水炖烊，将人参、核桃肉加入清膏和匀，最后加入蜂蜜文火收膏，以滴水为度。

【服用方法】每日2次，每次20g，于早晚空腹开水冲化后服用。

【调摄要点】

（1）忌食辛辣、油腻之品。

（2）保持心情舒畅。

（3）养成良好作息规律。

（二）祛痘

在中国传统医学中，青春痘又被称作"肺风粉刺"或"面疱"，西医称之为"痤疮"，是青春期常见的一种毛囊皮脂腺慢性炎症性皮肤疾病。

其病机总属自身正气不足，体内外毒邪侵袭，郁于肌肤所致。病因复杂，与五脏六腑密切相关，多由肺内郁热、脾气虚弱、瘀血阻滞、痰热郁结、肝肾阴虚等病因所致。主要连及肝、脾、肾、肺等脏腑。肝藏血，肾藏精，精血同源，故肝肾同源，若肾阴阳失调，则肝火相对亢盛，肝火循经上炎头面，形成粉刺；脾为后天之本，脾主运化，脾气虚弱则运化失调，湿浊内蕴，郁久化火，上循头面，形成粉刺；肺主卫气，主宣发肃降，肺气失宣则精津无法润布于皮毛，肌肤失于濡养或肺气失于宣发作用，不能排泄津液，湿浊蕴于肌肤内，形成粉刺；肝为刚脏，疏泄气机，肝郁化火，或气滞血瘀，日久蕴积肌肤或肝肾阴虚化火，上循头面，形成粉刺。病理性质总属本虚标实，正气虚是本，热毒盛是标。治疗扶正祛邪为主，内外兼治，标本兼顾。

1. 清热除湿祛痘膏：湿热内蕴型

【出处】《膏方宝典》。

【主治】多症见面部红色痤疮，甚至脓液溢出，口苦，口干却不想饮水，大便黏腻，小便黄。舌质红，苔黄腻，脉滑数。

【组成】生地黄200g，薏苡仁200g，桑叶200g，金银花200g，野菊花100g，蒲公英200g，紫花地丁200g，丹皮150g，赤芍200g，黄芩150g，黄连100g，炒山楂100g，炒神曲100g，炒麦芽100g，天冬150g，麦冬150g，浙贝母200g，石膏100g，大黄30g，杏仁120g，炒鸡内金200g，厚朴100g，炙紫菀100g，玫瑰花100g，炮山甲150g，西洋参150g，石斛200g，红花100g，乌梢蛇100g，炙甘草100g。

【制备方法】先熬炮山甲4小时，西洋参单煎，红花另煎，余药加水煮取3次，去渣，合并滤液，加热浓缩为清膏。因湿热黏滞，不宜使用荤膏。

【服用方法】每日2次，每次20g，于早晚饭后服用。

2. 疏肝健脾祛痘膏：肝郁脾虚型

【出处】《膏方宝典》。

【主治】多症见面部痤疮，伴有胁肋部胀痛，倦怠乏力，少气懒言，食欲减退，大便不成形。舌淡红，苔薄，脉细。

【组成】柴胡 100g，白芍 200g，川芎 120g，炒枳壳 150g，香附 100g，苍术 150g，炒白术 150g，茯苓 200g，浙贝母 200g，姜半夏 150g，薏苡仁 200g，厚朴 100g，漏芦 150g，山药 200g，枸杞子 200g，炒鸡内金 200g，炒山楂 100g，炒神曲 100g，炒麦芽 100g，北沙参 150g，合欢花 150g，玫瑰花 150g，鸡血藤 200g，当归 200g，灵芝 200g，石斛 200g，丹参 150g，五味子 200g，制首乌 200g，西红花 10g，炙甘草 100g，龟甲胶 200g，鳖甲胶 200g，阿胶 200g，蜂蜜 200g，黄酒 500mL。

【制备方法】灵芝单煎，石斛、西红花另煎，余药除龟甲胶、鳖甲胶、阿胶、蜂蜜、黄酒外加水煮取 3 次，去渣，合并滤液，加热浓缩为清膏，再将龟甲胶、鹿角胶、阿胶加入适量黄酒后隔水炖烊，将灵芝、石斛、西红花加入清膏搅匀，最后加入蜂蜜文火收膏，以滴水为度。

【服用方法】每日 2 次，每次 20g，早晚各 1 次开水冲服。

【调摄要点】

（1）忌食辛辣、油腻之品。

（2）保持心情舒畅。

（3）养成良好作息规律。

（三）祛斑

很多青春期到绝经期的女性常被黄褐斑所困扰。黄褐斑又称"肝斑""黧黑斑""褐黄斑""蝴蝶斑"等，《素问·至真要大论》中称黄褐斑为"面尘"。西医定义黄褐斑为女性青春期到绝经期面部出现的黄褐色或灰褐色斑片。其形态特征为褐色或暗褐色斑，不高出于皮肤，其大小形状各异，或孤立或融合，暴露于面部。随着时间延长，黄褐斑会逐渐扩大，到一定程度停止扩大。其往往与室外过度暴露于紫外线或内分泌代谢失常有关。

基于中医基础理论，形成黄褐斑的病机总属气机郁滞，痰湿瘀阻，或气血亏虚，颜面失于濡养。所谓"有诸内者必形诸外"，中医认为黄褐斑是全身脏腑功能失调所导致，病变脏腑主要涉及肝、脾、肾三脏。肝郁则气机疏泄失常，气的推动作用失常，进而行成痰湿瘀等病理产物，导致气血运行不畅，所谓"无瘀不成斑"；脾主运化，脾虚则运化功能失常，湿邪阻滞，导致气血失调；肾为先天之本，肾虚是产生黄褐斑的根本病因，先天之精不足，则后天失于濡养，气血不足，不能泽于面部，使面部如蒙灰尘，同时血瘀在颜面，出现斑片。

治疗时根据病机不同，分别采取活血化瘀、祛湿化浊，兼以益气养血之法，尤其注重滋养肝肾之法，改善面部供血，滋养肌肤。

1.滋阴补肾祛斑膏：肝肾阴虚型

【出处】《膏方宝典》。

【主治】症见面部多发形状、大小不同的黄褐斑，多见于眼下、颧骨、面颊部，多伴见腰膝酸软，手足心热，心烦失眠，大便干燥。舌质红，苔薄腻，脉弦细。

【组成】生晒参150g，山药300g，山萸肉200g，黄精200g，杜仲200g，怀牛膝200g，天冬150g，麦冬200g，石斛200g，枸杞子200g，菟丝子200g，柏子仁200g，补骨脂150g，白芍200g，川芎100g，当归200g，玉竹200g，百合200g，何首乌200g，黄芪200g，茯苓200g，厚朴100g，白蒺藜150g，白及150g，白扁豆200g，山楂100g，仙鹤草200g，旱莲草200g，女贞子200g，地榆200g，槐花200g，大蓟200，肉苁蓉200g，白术200g，枳壳200g，炙甘草100g，核桃肉200g，阿胶200g，龟甲胶200g，冰糖200g，黄酒500mL。

【加减】腰酸可加入熟地黄200g、生地黄200g。

【制备方法】生晒参另煎，余药除龟甲胶、阿胶、胡桃肉、冰糖、黄酒外，加水煮取3次，去渣，合并滤液，加热浓缩为清膏，再将龟甲胶、阿胶加入适量黄酒后隔水炖烊，胡桃肉捣碎加入清膏和匀，最后加入冰糖文火收膏，以滴水为度。

【服用方法】每日2次，每次20g，早晚各1次开水冲服。

2.气阴双补祛斑膏：气阴两虚型

【出处】《膏方宝典》。

【主治】多症见面部黄褐色，大小、形状各异，伴倦怠乏力，少气懒言，口渴，大便干。舌淡红，苔薄，脉弱。

【组成】生黄芪200g，党参200g，山药200g，白术200g，茯苓200g，枸杞子200g，当归200g，知母200g，南沙参150g，北沙参150g，桑白皮100g，黄芩100g，丹参300g，玉竹150g，生地黄200g，巴戟天100g，山萸肉200g，续断200g，杜仲200g，天花粉200g，大黄100g，狗脊150g，桑椹150g，葛根200g，龙眼肉200g，黄精150g，椿根皮100g，红枣100g，白豆蔻100g，藿香100g，佩兰100g，砂仁100g，炙甘草100g，阿胶200g，核桃肉200g，冬虫夏草100g，红参100g，生晒参200g，冰糖500g，饴糖150g，黄酒500mL。

【加减】可加入熟附子 100g，从阳引阴。

【制备方法】红参、生晒参、冬虫夏草另煎，取汁兑入，余药除阿胶、胡桃肉、冰糖、饴糖、黄酒外，加水煮取 3 次，去渣，合并滤液，加热浓缩为清膏，再将阿胶加入适量黄酒后隔水炖烊，胡桃肉捣碎加入清膏和匀，最后加入冰糖、饴糖文火收膏，以滴水为度。

【服用方法】每日 2 次，每次 20g，早晚开水冲服。

3．美容祛斑膏：气滞血瘀型

【出处】《中国医疗美容》。

【主治】症见面色暗黄，出现黄褐斑，大小、形态各异，多伴胁肋部不适，或伴有胀痛，平素易生气。舌质暗红，有瘀点瘀斑，苔薄白，脉弦。

【组成】黄芪 200g，当归 200g，生地黄 200g，丹参 150g，益母草 200g，柴胡 100g，川芎 150g，白芍 200g，枳壳 100g，陈皮 200g，合欢皮 100g，桃仁 200g，红花 200g，赤芍 200g，茯苓 200g，炙甘草 100g，阿胶 200g，饴糖 200g，黄酒 500mL。

【加减】易于生气加入佛手 200g、玫瑰花 200g。

【制备方法】上药除阿胶、饴糖、黄酒外，加水煮取 3 次，去渣，合并滤液，加热浓缩为清膏，再将阿胶加入适量黄酒后隔水炖烊，加入清膏和匀，最后加入饴糖文火收膏，以滴水为度。

【服用方法】每日 2 次，每次 20g，早晚各 1 次开水冲服。

【调摄要点】

（1）忌食辛辣、油腻之品。

（2）保持心情舒畅。

（3）进行有氧运动。

（4）养成良好作息规律。

（5）双手搓面即面部按摩，可疏通经络，活血化瘀，加速气血运行，加速黑色素的吸收。

（四）美白

肤色白皙成为东方女性美丽的崇尚标准。基于人们对美丽的不懈追求，市场上的美白产品应运而生，其成分组成也是纷繁复杂。而中药美白因其不使用激素、毒副作用小、安全有效，越来越受爱美女士的青睐。

其病机总属肺气失宣，痰湿瘀阻于面部。其主要连及脏腑为肺、肝、脾、肾。基于中医药理论五行学说，白属金，黑属水，金水相生，故白能胜黑，面色暗黑者常用白色药物进行调节治疗；白属肺，肾属水，金生水，故中医常用白色药物治肺从而达到补肾的目的。《太平圣惠方》基于"肺合皮毛"之理论，认为皮肤不白皙的主要原因为风邪袭表，燥邪伤肺；《御药院方》认为皮肤暗黑的原因为肺气失宣，同时与肝郁气滞，导致气血郁滞，痰湿瘀阻；同时脾肾为先后天之本，脾主运化水湿的作用，肾主温阳升腾全身阳气的作用，故脾肾功能正常尤为重要。

现代医学认为，面色暗黑的主要原因为皮肤中自由基增多，损伤生物膜，导致一些水解酶从细胞中释放，使表皮内胶原纤维、弹力纤维交联、变脆、变性而失去弹性，最终使皮肤粗糙、松弛，形成皱纹。而中药中含有天然抗氧化作用，能够捕获中和自由基，去除自由基对皮肤的损害，延缓皮肤衰老，保持皮肤弹性光滑，从而达到美白的目的；此外，黑色素的生成、角质剥脱、吸收紫外线等因素均会造成皮肤衰老、肤色不白皙。

美白，不止于白，肌肤红润、透亮、有光泽才是健康的美白。治疗时应根据不同病因病机，采用宣发肺气，祛风润燥，行气活血之法。

1. 四物美白膏：气血亏虚兼瘀血阻滞证

【出处】《亚太传统医药》。

【主治】皮肤不白皙，或伴有黄褐斑，平素神疲乏力，少气懒言，大便干。舌淡红，或有瘀点、瘀斑，苔薄，脉沉弦。

【组成】熟地黄200g，芍药200g，当归200g，川芎100g，黄芪200g，丹参200g，红花200g，桃仁200g，杏仁200g，益母草200g，人参200g，车前子200g，五味子200g，楮实子200g，女贞子200g，菟丝子200g，黄连100g，党参200g，白术150g，柴胡100g，陈皮200g，升麻150g，炙甘草100g，大枣200g，阿胶200g，蜂蜜200g。

【加减】可适当加入玫瑰花200g，美容养颜。

【制备方法】人参单煎，上药除阿胶、蜂蜜外，加水煮取3次，去渣，合并滤液，加热浓缩为清膏，再将阿胶加入后隔水炖烊，加入清膏和匀，最后加入蜂蜜文火收膏，以滴水为度。

【服用方法】每日2次，每次20g，早晚开水冲服。

2. 祛风润燥美白膏：风燥伤表证

【出处】《太平圣惠方》。

【主治】面部暗黄不白皙，伴有色斑，口渴，眼干，咽干。舌质稍红，苔白稍腻，脉浮数。

【组成】白芷 100g，白蔹 100g，白及 100g，白附子 100g，白茯苓 200g，白术 150g，桃仁 200g，杏仁 100g，沉香 100g，薏苡仁 200g，香附 200g，蔓荆子 100g，鹿角胶 200g，蜂蜜 200g，黄酒 500mL。

【加减】有荨麻疹、湿疹可加入防风 200g、苦参 200g、当归 200g。

【制备方法】上药除鹿角胶、蜂蜜外，加水煮取 3 次，去渣，合并滤液，加热浓缩为清膏，再将鹿角胶加入后隔水炖烊，加入清膏和匀，最后加入蜂蜜文火收膏，以滴水为度。

【服用方法】每日 2 次，每次 20g，早晚开水冲服。

附：七白散（外用）

【出处】《必用全书》。

【主治】面色暗黑，伴有黄褐斑。

【组成】白僵蚕 20g，白蒺藜 20g，白牵牛 20g，白蔹 20g，白芷 20g，白附子 20g，白茯苓 20g，蜂蜜 20g。

【制备方法】上药除蜂蜜外捣碎研末，将蜂蜜加入搅拌均匀，涂抹于面部。

【使用方法】均匀涂抹于面部，10 分钟后清水洗净，隔日 1 次。

【调摄要点】

（1）注意防晒。

（2）注意保湿。

（3）每天坚持有氧运动。

（4）保持良好作息习惯。

（五）乌发

古人提出"发为血之余"。头发与皮肤一样，皆是人体气血的外在表现，直观反映了人体脏腑气血的盛衰。

白发的病机主要归纳为肝肾不足、气血亏虚或热极生风。临床有虚实之分，但总属虚多实少。病因多为内伤所致，与肾、肝、心、脾相关。《素问·上古天真论》记载："肾气盛，齿更发长"，其华在发，肾主封藏，肾中精气与人体生长、发育、生殖功能密切相关；"发为血之余"，肝藏血，肾藏精，精血同源，肝肾同源，肝肾亏损，阴血不足，毛发失养，白发滋生；肝主疏泄，内伤情志变化最易伤肝，肝阳上亢或肝郁化火，伤及血分，导致血热白发；忧思太过，易暗耗心血，不能滋养毛发，出现白发；饮食不节或劳倦太过，伤及后天脾胃，生成气血乏源，导致心脾气血亏损，不能濡润毛发，造成白发。

治疗时多采用滋补肝肾，健脾养心，清热活血之法，标本兼治。

1. 滋阴乌发膏：肝肾阴虚型

【出处】《膏方宝典》。

【主治】多症见头发斑白，发质干枯，容易脱发，伴潮热多汗，口干烦渴，面色暗淡，或两颧潮红，大便干。舌红，苔薄腻，脉细数。

【组成】熟地黄200g，山药200g，山萸肉200g，北沙参200g，生晒参150g，白芍200g，生地黄200g，黄芪200g，白术150g，青皮150g，陈皮200g，柴胡100g，升麻100g，茯苓200g，浙贝母200g，枸杞子200g，菟丝子200g，覆盆子200g，决明子200g，炒鸡内金200g，白薇100g，何首乌200g，当归200g，远志100g，野生灵芝200g，龟甲胶300g，鹿角胶2000g，冰糖200g，黄酒500mL。

【加减】可加入黑豆200g、黑芝麻200g。平素可以多吃木耳。

【制备方法】野生灵芝先煎4小时，余药除龟甲胶、鹿角胶、冰糖、黄酒外，加水煎煮3次，去渣，合并滤液，加热浓缩为清膏，生晒参另煎加入，加热浓缩为清膏，再将龟甲胶、鹿角胶加入适量黄酒后隔水炖烊，加入清膏和匀，最后加入冰糖文火收膏，以滴水为度。

【服用方法】每日2次，每次20g，早晚各1次，开水冲服。

2. 调和气血乌发膏：气滞血瘀兼血虚生风型

【出处】《膏方宝典》。

【主治】多症见：头发斑白，发质干枯，易脱发，头皮瘙痒，面色暗黄。舌质暗，或有瘀点、瘀斑，苔白，脉弦。

【组成】柴胡100g，白芍200g，川芎150g，枳壳200g，陈皮200g，香附200g，木香200g，红花100g，桃仁100g，赤芍100g，茯苓200g，苍术150g，白术150g，黄芪200g，姜半夏100g，天麻100g，桑叶150g，大枣200g，龙骨300g，漏芦150g，炮山甲150g，玫瑰花100g，益母草200g，紫花地丁200g，柏子仁150g，侧柏叶150g，鹿角胶200g，石菖蒲150g，炙甘草100g，龟甲胶200g，鳖甲胶200g，冰糖200g，黄酒500mL。

【加减】痛经可加入蒲黄100g、当归200g。

【制备方法】鹿角霜先煎4小时，余药除龟甲胶、鹿角胶、鳖甲胶、木糖醇、黄酒外，加水煎煮3次，去渣，合并滤液，加热浓缩为清膏，西红花另煎加入，再将龟甲胶、鹿角胶、鳖甲胶加入适量黄酒后隔水炖烊，加入清膏和匀，最后加入冰糖文火收膏，以滴水为度。

【服用方法】每日2次，每次20g，早晚开水冲服。

【调摄要点】

（1）忌食辛辣、油腻之品。

（2）保持心情舒畅。

（3）养成良好作息规律。

（4）平素适量食用黑豆等补益肝肾、乌发之品。

（六）减肥

肥胖是由于食用过多高热量食物，同时运动量不足等因素所导致的体内脂肪堆积过多，使得自身体重超过规定范围，同时伴有神疲乏力、少气懒言、头晕气短等症状的一种疾病，可引发为其他疾病。

中医肥胖的病机主要归纳为脾虚湿盛，或胃强脾弱，导致气滞、湿阻、血瘀、内热壅滞。其病因与饮食、年龄、运动量、先天因素等多种因素有关。病变脏腑为脾、胃、肝等脏。胃强或胃热，导致过食肥甘厚味，水谷精微易化生为痰湿，进而形成肥胖；脾虚则运化失常，导致体内湿邪阻滞，长期痰湿郁遏伤及脾胃，脾虚不运化，胃受纳水谷作用减弱，形成肥胖；肝主疏泄，疏泄气机失常则肝郁伤脾，湿邪内生，形成肥胖。

治疗时以健脾祛湿，清热和胃为主，使湿邪祛，胃热消，达到减肥的作用。本病症及膏方的应用适用于西医学中的单纯性肥胖，若伴有其他明确病因的继发肥胖，当以治疗原发病为主。

附：肥胖的诊断标准一般用体重指数（BMI）来衡量。其计算公式为：BMI=体重（kg）/身高（m^2）。根据WHO发布的标准，成人BMI为18.5～24.9kg/m^{2}者为正常体重，大于等于25kg/m^{2}为超重，30～34.9kg/m^{2}为Ⅱ度肥胖，大于等于40kg/m^{2}为Ⅲ度肥胖。

1. 健脾祛湿减重膏：脾虚湿阻型

【出处】《膏方宝典》。

【主治】多症见肥胖臃肿，身体困重，神疲乏力，四肢轻度浮肿，劳累后更为明显，既往多有暴饮暴食史，小便正常，大便不成形或便秘。舌质淡，体胖大，边有齿痕，苔薄白或白腻，脉濡细。

【组成】生晒参100g，黄芪200g，当归200g，白芍200g，茯苓200g，薏苡仁200g，陈皮200g，白术150g，苍术150g，砂仁150g，丹参200g，浙贝母150g，紫菀100g，补骨脂200g，益智仁200g，远志100g，瓜蒌皮150g，

厚朴 100g，石斛 200g，乌梢蛇 150g，地龙 100g，西红花 100g，合欢花 100g，炒山楂 200g，炒神曲 200g，炒麦芽 200g，海螵蛸 300g，鸡内金 200g，荷叶 150g，炙甘草 100g，鹿角胶 200g，龟甲胶 200g，木糖醇 200g。

【加减】 乏力症状明显者，可将黄芪用量增加至 500g。

【制备方法】 生晒参、石斛、西红花另煎，余药除龟甲胶、鹿角胶、木糖醇外，加水煎煮 3 次，去渣，合并滤液，加热浓缩为清膏，再将鹿角胶、龟甲胶隔水炖烊，加入清膏和匀，最后加入木糖醇文火收膏，以滴水为度。

【服用方法】 每日 2 次，每次 20g，早晚开水温服。

2. 化痰祛湿活血膏：痰湿瘀阻型

【出处】《膏方宝典》。

【主治】 多症见形体肥胖，身重肢倦，喜欢吃肥甘厚味，大便不成形。舌质淡，或有瘀点、瘀斑，边有齿痕，苔白滑或白腻，脉弦滑。

【组成】 陈皮 200g，茯苓 200g，苍术 200g，白术 200g，制半夏 100g，当归 100g，麦冬 100g，柴胡 100g，川芎 100g，厚朴 100g，枳壳 150g，西红花 100g，桃仁 100g，炒鸡内金 200g，枸杞子 150g，炒山楂 100g，炒神曲 100g，炒麦芽 100g，丹参 100g，车前子 200g，制远志 100g，水蛭 100g，楮实子 200g，浙贝母 150g，炮山甲 100g，炒蒲黄 100g，石斛 200g，炙甘草 100g，鳖甲胶 250g，鹿角胶 250g，蜂蜜 200g，黄酒 500mL。

【加减】 恶心可加竹茹 200g、旋覆花 100g、代赭石 300g。

【制备方法】 石斛、西红花另煎，余药除鳖甲胶、鹿角胶、蜂蜜、黄酒外，加水煎煮 3 次，去渣，合并滤液，加热浓缩为清膏，再将鹿角胶、鳖甲胶加入适量黄酒后隔水炖烊，加入清膏和匀，最后加入蜂蜜文火收膏，以滴水为度。

【服用方法】 每日 2 次，每次 20g，早晚饭后开水冲化服用。

【调摄要点】

（1）忌食辛辣、肥甘厚味之品。

（2）每日进行有氧运动。

（3）养成良好作息规律。

第八章 | 小儿常用膏方

第一节　小儿的生理、病理特点

一、小儿生长发育阶段与患病的关系

小儿的生长发育过程分为七个阶段，首先是胎儿期，从男女生殖之精相合而受孕，直至分娩断脐，胎儿出生都被称为胎儿期。这个阶段的小儿常常容易受到各种病理因素的影响，如感染、药物、物理、生物、化学因素、营养缺乏等，这些因素非常容易导致胎儿的流产、死亡和先天畸形。

接下来是新生儿期和婴儿期，这个时期的小儿年龄为出生至满 1 周岁。此阶段的小儿需要父母的细心呵护，否则很容易导致一些疾病，例如窒息、硬肿、脐风以及肺脾系统疾病的产生。产生这些疾病的原因主要是新生儿失去了母亲的庇护，没有了外在的保护伞，从而一时间无法适应外界。另外，婴儿期的小儿生长发育是很快的，营养需求也是特别的高，不过小儿向来脾肺功能就容易不足，所以难免会出现免疫力低下等问题。

1～3 岁的小孩子，我们称之为幼儿期，这个阶段的小儿非常容易患各种传染和过敏性疾病，这是为什么呢？原来是因为很多小儿在断乳后，无法很快适应食物品种的转换，这就容易导致疳积、营养不良、呕吐泄泻等疾病的发生。再加上随着年龄的增长，户外活动次数的增加，接触的感染源和过敏原也变多，此时很容易出现传染病及各种意外事故。

现在一般的家庭，小孩子都是六周岁上学，所以 3～6 周岁称为学龄前期，而 6～12 周岁则称为学龄期。在这两个阶段中，需要多注意规避小儿生活中的一些危险，例如溺水、烫伤、坠床和误食，龋齿、近视、营养不良还有大范围的儿童传染性疾病等等。当然，家长也应多关注儿童的行为和心理变化，注意精神行为障碍的发病。

男孩 13～19 岁、女孩 12～18 岁正是处于青春期的时候，这个时期的孩子体格发育开始出现第二次高峰，由于身体生理变化巨大、社会接触增多，容易出现各种身心疾病，例如月经紊乱、性心理障碍、酗酒等，此时需要加强生理卫生的教育，进行正确的引导，并且应注意青少年学习压力等造成的内分泌紊乱等问题。

二、小儿生理特点与患病的关系

小儿生理特点被各代医家总结为两方面。其中一方面是小儿脏腑娇嫩，形气未充。古代医家说小儿乃"稚阴稚阳"之体，这个"稚阴稚阳"是什么意思呢？这是指小儿在物质基础与生理功能上都是幼稚和不完善的，需要不断的生长发育，充实完善。稚阴稚阳学说在理论上是纯阳学说的发展，说明小儿体质除生机蓬勃，发育迅速之外，还存在脏腑娇嫩，形气未充的一面，所以稚阴稚阳学说也为小儿发病容易这一病理特点奠定了理论基础。

此时的小儿机体柔软稚嫩，神气怯弱，经络血脉尚未充盛，气血尚不充足，精气尚不充沛，腠理尚不周密，卫气在外尚不坚固。举一些具体的例子：当外邪由表而入，侵袭上焦肺系，会出现感冒、咳嗽、哮喘、气管炎、肺炎等肺系疾病；小儿脾胃的运化功能尚未健全，外易被六淫所侵，内易被饮食所伤，故易出现积滞、疳证、腹痛腹泻等消化道疾病。

另一方面为小儿生机蓬勃，发育迅速。小儿的年龄越小则生机越旺盛，犹如旭日东升、草木萌芽一般。因而在水谷精气、营养物质的需求方面，小儿较成人要更加迫切也更加苛刻。若小儿长期营养供应得不到满足，则容易出现营养不良、发育迟缓等疾病。

同时，小儿病理特点也被前人总结为两方面。其一，小儿发病容易，传变迅速。明代《景岳全书》中记载："小儿之病非外感风寒，则内伤饮食，以至惊风吐泻及寒热疳痫之类。"可见，与成人相比，小儿在呼吸系统、消化系统、神经系统及传染病方面更易发病。而患病后，病势的发展也较为迅速。例如感冒可以很快发展为肺闭咳喘，甚至内闭外脱之症；而小儿泄泻则更易耗伤更多的津液从而导致阴竭阳衰的脱证等。

其二，小儿生机蓬勃，易趋康复。小儿疾病在病情发展及转归过程中，虽有传变迅速的一面，但由于小儿脏气清灵，其再生与修复能力顽强，且患病病因较单纯，患病后如果诊断明确，治疗及时，小儿疾病则更易于治愈。

第二节　小儿膏方特点

小儿生理病理看似简单却应时时小心谨慎，何时选择给小儿服用膏方至关重要。要选择膏方应当根据小儿的生长需要，尤其见有虚证时宜予膏方进补。

当儿童年龄在 5 岁以下、身体健康、生长发育良好或患有急性病尚未痊愈抑或慢性病在活动阶段的小儿此时是不适宜膏方进补的。膏方调补的对象往往是体质羸弱的小儿，例如平时易出现反复感冒、咳嗽，累计多次演变成反复呼吸道感染；先天较弱，过敏性哮喘；形体瘦弱，面色蜡黄，身材矮小，食欲不振，大便溏稀；汗多、尿床；生长发育迟缓，较同龄小孩发育差；或是长期疾病后体质虚弱等等。在冬季为上述小儿选择合适的膏方，可以达到健脾固肾、增强体质、提高免疫力、促进大脑正常发育的作用。

小儿膏方的选择与用药应遵循小儿生长发育、生理病理特点以及临床的主要表现，从而进行辨证治疗以行调补。由于小儿乃稚阴稚阳之体，故遣方用药应较成人膏方更为注意。一儿一方则是基本要求。

相对于小儿的生长发育特点及需求情况，"肺常不足、脾常不足、肾常虚"为所有小儿共同的特点，结合患儿自身的生长发育情况，儿童的膏方一般以补肺、补脾、补肾为主。而在补肾方面尤为注意，当注意平补肾气。成人膏方常有滋肾壮阳之药，而小儿膏方除有特殊病情需要原则上不宜选择此类药，并慎用血肉有情之品。故小儿膏方多为素膏，膏方黏度较小，在收膏时一般不用阿胶、龟甲胶等，而是用冰糖、砂糖、麦芽糖、蜂蜜等予之。

小儿膏方由于既要调治疾病又要平和阴阳，故儿童膏方药味上也比通常的处方药味品种多，儿童一剂膏方一般选用 20 味至 40 味中药，若是过少或者过多，都可能会造成功效欠佳。小儿用药剂量因年龄的大小、个体的差异、病情的轻重、医生的经验而有所不同。

根据膏方适用的儿童年龄，学龄期儿童用药量为成人的 2/3。每味药的计量一般在 50 ～ 200g，不同药物用药剂量不一，特殊药物更需注意控制计量。一般来说一剂小儿膏方的中药总量应控制在 3kg 左右，最多不应超过 5kg。简言之，一剂儿童膏方可予平时儿童处方的 10 倍计量左右。

儿童膏方药味精简，药性平和，药量恰当。故儿童服用膏方不要担心致使小儿过早发育，反而能使患儿增强食欲、改善睡眠、协助其生长发育。若年龄稍大的患儿有病情特殊需要可适当选用荤膏，收膏以阿胶、龟胶以达滋阴潜阳、益肾健骨之目的。

小儿膏方的服用亦是早晚各一次，一般为清晨空腹、夜间临睡前服用。若膏方服用期间小儿患有感冒、咳嗽等其他疾病，应视病情需要，可以在膏方服用期间加服其他药物，病情严重时须暂停服用膏方，待疾病控制稳定后再服用。

小儿服用膏方时用量上普遍为第一周早晚药量较正常减半，第二周起早晚各一勺至服用完。一般从冬至开始至第二年农历二月底服用，如果遇到当年冬至气温较高可推迟一周服用。

在服用期间饮食上应注意忌食萝卜、茶水、虾蟹等发物。若偏阴虚患儿注意忌辛辣、刺激、油炸、荔枝、桂圆、牛羊肉、狗肉等；若偏阳虚患儿忌生冷饮食及一切甜点。

第三节 小儿的膏方调理

一、反复呼吸道感染

现如今最让每个家庭头疼的要数自家孩子经常出现反复感冒、咳嗽、支气管炎、肺炎、扁桃体炎等呼吸道感染疾病。反复呼吸道感染是小儿常见的疾病，不同年龄的儿童诊断标准不同。

反复上呼吸道感染 6 岁以上儿童 1 年患病超过 5 次，3～5 岁儿童 1 年患病超过 6 次，2 岁以内婴幼儿 1 年患病超过 7 次；反复下呼吸道感染 6 岁以上儿童 1 年患病超过 2 次，3～5 岁儿童 1 年患病超过 2 次，2 岁以内婴幼儿 1 年患病超过 3 次可诊断为反复呼吸道感染。

此外，造成本病的原因有很多，例如小儿体质受先天因素影响，机体免疫力差，或是身体内元素的缺乏，家长喂养饮食不适当，或存在遗传、周围环境质量差等诸多影响因素。

中医认为，儿童反复呼吸道感染大多是由于先天小儿体内正气不足，在脏腑中以肺、脾、肾三脏不足为主。正气在身体外周行使抵御的功能较为薄弱，无法有力的对抗外邪，加上小儿不能自我防护冷暖，使得六淫之邪气不论从皮毛而入，或从口鼻而受，均可直击于肺部。此类邪气久久不散，正气日渐亏虚，故疾病时缓时作，从而往复不已。若治疗不当，容易发生咳喘、水肿、痹证等并发疾病，严重影响儿童的生长发育与身心健康。

治疗上若在急性呼吸道感染发作期间，应按不同的病症及时给予对症治疗。同时要注意照顾好小儿正虚的特点，不能药用太过，要中病即止。在疾病恢复期可通过膏方调理，予以益气固表，运脾和营，益肾养血等治疗方法，可达到良好的治疗效果。

益气膏：肺脾不足型

【出处】《徐志瑛膏方经验》。

【主治】肺脾不足型反复呼吸道感染。小儿反复感冒、发烧、咳嗽，流清涕，咽痒有痰，形体消瘦，面色淡黄，食欲不振，饭后肚子胀满明显，梦多，夜尿多，大便不调，舌淡红，苔白，脉细缓。

【组成】生黄芪200g，生白术120g，桔梗100g，桑白皮100g，浙贝母100g，防风60g，苍耳子60g，白芷100g，炒黄芩100g，枳壳120g，生山楂300g，怀山药300g，茯苓120g，陈皮90g，生薏苡仁100g，生地黄100g，熟地黄100g，丹皮100g，泽泻100g，山萸肉100g，桑椹子200g，金樱子200g，覆盆子100g，菟丝子100g，桑螵蛸150g，白蒺藜100g，沙苑蒺藜100g，红枣1000g，冰糖500g。

【制备方法】上药水煎，浓缩，红枣取肉捣成泥，加冰糖收膏，冷藏备用。

【服用方法】早晚各1匙，开水冲服。外感、腹泻时停服。

【调摄要点】

（1）适当增加儿童的户外活动，多晒太阳，加强体育锻炼。

（2）保证室内通风，流感流行季节不去人口密集的场所。

（3）加强蛋白质、维生素、粗纤维、水分的摄入，从多方面增强小儿体质，防止疾病复发。

二、哮喘

哮喘是儿童时期常见的呼吸道过敏性疾病，它的发生发展与外界过敏原的接触以及患儿自身的过敏体质有关，并经常见有家族史，各个年龄段都可发生。临床上可见有发作性喉间阵阵高调或低微的哮鸣声、气喘、吸气急促、呼气延长的症状，严重者张口抬肩，不能平卧。

哮喘的发病原因既有外部因素，又有内部因素。外因责于感受外邪、接触异物、异味或嗜食酸咸之品等。例如接触花粉、绒毛，吸入特殊气味，食用鱼腥之物。内因主要是肺、脾、肾脏腑功能不足，导致痰饮之邪伏于体内，日久形成夙根，夙根亦可理解为顽痰，而这种顽痰久伏使得哮喘遇触即发、反复发作。

哮喘有发作期与缓解期。急性发作期属实证，治疗一般以攻邪为主，此时并不适宜服用膏方。而缓解期则以扶正为主，通过膏方治疗来改善肺、脾、肾三脏的功能，可以达到防止哮喘反复发作的目的。

纳气膏：脾肾两虚型

【出处】《儿科心悟》。

【主治】脾肾两虚型哮喘。小儿哮喘反复发作，每因气候变化等发作，喘促乏力，咳嗽痰多，面色淡，形体消瘦，时时汗出，腹胀，食欲差，夜尿多，便稀溏。舌质淡，苔白腻，脉细弱。

【组成】生黄芪 100g，党参 100g，炒白术 60g，炒苍术 60g，茯苓 100g，炒薏苡仁 150g，防风 30g，姜半夏 100g，炒白芍 60g，制黄精 60g，佛手 30g，陈皮 30g，炒谷芽 60g，炒麦芽 60g，炒山药 100g，益智仁 100g，乌药 60g，桑螵蛸 60g，炒芡实 60g，熟地黄 100g，川贝母 30g，浙贝母 60g，炒葶苈子 60g，炒枇杷叶 60g，丹参 60g，砂仁 30g，桂枝 30g，生甘草 30g，红枣 100g，冰糖 250g，黄酒 250g，阿胶 250g。

【制备方法】上药水煎 3 次，滤渣浓缩，红枣取肉泥，加冰糖、黄酒、阿胶收膏。

【服用方法】早晚各 1 匙，开水冲服。

【调摄要点】

（1）生活中，预防儿童哮喘的发生及防止哮喘持续发作极其重要。哮喘一旦发作可不容小觑，应积极带着孩子配合医生进行治疗。

（2）病情好转后也要注意悉心护理。平时要保证儿童避免接触刺激烟味、花粉、尘螨、动物毛发等此类诱发因素。

（3）饮食上应清淡有营养，忌食海鲜、发物、冷食、冷饮、味重、油腻等引起孩子过敏的食物。

（4）在气候交替转变之际当注意保暖，以预防外感因素所致的哮喘。

（5）天气好时多晒晒太阳，适当游戏与户外活动，保证宝宝心情舒畅，更有益于抵抗疾病的产生。

三、厌食

厌食是小儿时期常见的脾胃病证，以较长时期食欲不振、厌恶进食、食量减少为特征，多好发于 1～6 岁的儿童，一年四季均可发病，夏季为暑湿当令之时，此时发生厌食的小儿较多，症状较重。

在疾病初起，除了食欲不振，暂无其他明显不适，此时也不影响患儿的精神和营养状况，若长期得不到改善，气血化生没了源头，则慢慢会出现面黄，暗淡无光，形体消瘦，营养不良，甚至逐渐转化为中医的疳证，即出现极度消瘦，毛发稀疏枯黄，腹部膨胀的症状。

造成厌食的主要原因是家长喂养不当以及儿童自身不良的饮食习惯。儿童饮食无规律，进食不注意定时定量，嗜食零食冷饮，任性挑食，饥饱无常，以至于损伤了脾胃正常运化的功能，而致患儿不思饮食，甚至拒食；其次，病后失调，如结核、贫血、慢性肠炎、消化性溃疡等或是服用药物后致使消化功能减退；此外情绪的刺激、生活环境的影响、体内微量元素的缺乏也会造成小儿厌食。

中医学认为，小儿厌食病在脾胃。由于小儿脏腑原本娇嫩，功能尚未发育成熟，再加以喂养不当、饮食不节、病后失调、情志失畅致使脾胃失去健运的功能。脾胃本可以收纳饮食水谷并化生人体所需要的精华，二者功能配合不协调就会造成小儿不思饮食，食而不化。故治疗时当调和脾胃，若脾胃调和则小儿才能知饥饱，欲饮食，食后可以消化，吸收营养，从而正常生长发育。

1. 运脾开胃膏：脾失健运型

【出处】《家庭常用膏方事典》。

【主治】脾虚健运型厌食。小儿食欲不振，厌恶进食，食之无味，多食或强迫进食后出现脘腹饱胀感，胸脘部憋闷感，频频打嗝，形体偏瘦，面色欠佳，精神正常，舌淡红，苔薄白腻，脉尚有力。

【组成】太子参 120g，茯苓 100g，白术 100g，半夏 90g，陈皮 100g，枳实 120g，神曲 100g，麦芽 100g，焦山楂 100g，鸡内金 100g，砂仁 60g，白豆蔻 60g，藿香 60g，佩兰 60g，姜竹茹 100g。

【加减】腹部胀满者，加厚朴 100g、莱菔子 100g。

【制备方法】上药加水煎煮 3 次，滤汁去渣，合并滤液，加热浓缩，加饴糖 300g，冰糖 200g 收膏。

【服用方法】每次 10 ~ 15g，每日 2 次，开水调服。

2. 异功膏：脾胃气虚型

【出处】《家庭常用膏方事典》。

【主治】脾胃气虚型厌食。不思饮食，食后难以消化，面色干黄，形体偏瘦，精神萎靡，乏力，不爱说话，大便稀薄、夹有未消化的食物残渣，舌淡，苔白，脉缓无力。

【组成】太子参 150g，党参 100g，茯苓 150g，白术 100g，桔梗 30g，陈皮 60g，山药 150g，白扁豆 100g，砂仁 30g，莲子 60g，芡实 100g，黄精 60g，山楂 100g，鸡内金 100g，甘草 60g，阿胶 100g。

【加减】大便干结者，去白扁豆，加瓜蒌 100g、火麻仁 100g。

【制备方法】上药除阿胶外，余药加水浸泡后煎煮 3 次，滤汁去渣，合并滤液，加热浓缩为清膏，将阿胶加入适量黄酒浸泡后隔水炖烊，冲入清膏和匀，最后纳入冰糖 200g 收膏。

【服用方法】每次 10 ～ 15g，每日 2 次，开水调服。

3. 养胃膏：脾胃阴虚型

【出处】《家庭常用膏方事典》。

【主治】脾胃阴虚型厌食。不欲进食，食入较少却频频喝水，口舌干燥，面色偏红，皮肤干枯，手心红热，小便黄，大便偏干，舌红少津，苔少或斑片剥落，脉细数。

【组成】生地黄 100g，玄参 90g，麦冬 100g，沙参 100g，石斛 100g，玉竹 100g，山药 250g，鸡内金 100g，炒山楂 100g，麦芽 150g，乌梅 60g，陈皮 60g，芦根 150g，天花粉 100g，炙甘草 30g，银耳 60g，蜂蜜 300g，冰糖 200g。

【加减】大便干结者，加火麻仁 100g、瓜蒌 100g。

【制备方法】上药加水煎煮 3 次，滤汁去渣，合并滤液，加热浓缩为清膏，加蜂蜜 300g，冰糖 200g 收膏。

【服用方法】每次 10 ～ 15g，每日 2 次，开水调服。

4. 抑木扶土膏：肝强脾弱型

【出处】《家庭常用膏方事典》。

【主治】肝强脾弱型厌食。厌恶进食，烦躁易怒，好动，多啼，夜间磨牙，大便时干时稀，舌光亮，脉弦细。

【组成】太子参 250g，茯苓 150g，炒白术 100g，柴胡 60g，郁金 60g，青皮 60g，陈皮 60g，炒白芍 150g，防风 60g，菊花 100g，泽泻 60g，丹皮 90g，谷芽 150g，酸枣仁 90g，鸡内金 100g，炒黄连 15g，大枣 100g，蜂蜜 300g，冰糖 200g。

【加减】躁烦不宁者，加远志 90g、石菖蒲 120g。

【制备方法】上药加水浸泡后煎煮 3 次，滤汁去渣，合并滤液，加热浓缩为清膏，加蜂蜜 300g，冰糖 200g 收膏。

【服用方法】每次 10 ～ 15g，每日 2 次，开水调服。

【调摄要点】

（1）日常生活中，当注意正确喂养小儿，饮食有节，不偏食挑食，不吃零食，糖类肉类摄入要适当。

（2）培养良好的生活作息习惯，保证小儿的身心健康。

四、泄泻

泄泻是指排便次数增多，粪便清稀如水样，或伴见不消化食物，或有黏液为特征的常见小儿疾病，一年四季均可发病，夏秋季节尤为常见。此病大多见于2岁以下的婴幼儿，年龄愈小，发病率愈高。

脾胃乃后天之根本，可运化水谷，输送人体必需的精华，为气血生长化生的源头。小儿往往脾常不足，运化功能尚未健全，而其生长发育对水谷精气的需求却较成人更为迫切，若饮食不节则易为之所伤。加之小儿本身对疾病的抵抗能力较差，寒暖无法自调，易感受外邪，一旦调护失宜，皆可造成脾病湿盛而发生泄泻。

1. 参苓白术膏：脾胃虚弱型

【出处】《家庭常用膏方事典》。

【主治】脾胃虚虚弱型泄泻。大便稀溏，食后即泻，粪色较淡，气味不臭，反复发作，时轻时重，面色枯黄，形体消瘦，神疲乏力，舌淡，苔白，脉缓弱。

【组成】党参150g，太子参250g，白术100g，黄精100g，怀山药250g，茯苓150g，炒薏苡仁250g，焦山楂150g，炒白扁豆100g，陈皮60g，砂仁60g，白豆蔻60g，车前子100g，莲子100g，芡实100g，谷芽150g，炙甘草30g，阿胶150g，饴糖300g，冰糖200g。

【加减】腹痛、腹胀者，加木香90g、枳壳90g；久泻不止、未见夹杂积滞者，加煨诃子90g、赤石脂120g。

【制备方法】上药除阿胶外，其余药物加水浸泡，煎煮3次，滤汁去渣，合并滤液，加热浓缩为清膏。再将阿胶加适量黄酒浸泡，而后隔水炖烊，冲入清膏和匀，最后加饴糖300g、冰糖200g收膏即成。

【服用方法】每次10～15g，每日2次，开水调服。

2. 四神膏：脾肾阳虚型

【出处】《家庭常用膏方事典》。

【主治】脾肾阳虚型泄泻。久泻不止，食后即泻，大便稀薄，夹杂不消化食物残渣，面色苍白，时常感觉寒冷不适，精神萎靡，睡时露睛，舌淡，苔白，脉细弱。

【组成】炙黄芪150g，党参150g，补骨脂100g，煨肉豆蔻90g，炒白术100g，茯苓150g，山药200g，炒薏苡仁200g，五味子100g，吴茱萸50g，干姜30g，芡实100g，莲子100g，益智仁90g，陈皮60g，大枣100g，甘草50g，阿胶150g，冰糖200g。

【加减】久泻不止者，加煨诃子60g、赤石脂60g；畏寒腹痛者，加附子

20g。

【制备方法】上药除阿胶外，其余药物加水煎煮3次，滤汁去渣，合并滤液，加热浓缩为清膏。再将阿胶加入适量黄酒浸泡后隔水炖烊，冲入清膏和匀，加冰糖200g收膏。

【服用方法】每次10～15g，每日2次，开水调服。

3. 舒肝健脾膏：脾虚肝旺型

【出处】《家庭常用膏方事典》。

【主治】脾虚肝旺型泄泻。腹痛肠鸣，急躁易怒，恼后即泻，大便色青，食欲不振，形体瘦弱，舌淡红，苔白，脉沉细。

【组成】柴胡60g，白术150g，太子参200g，山药150g，茯苓150g，黄精100g，白芍200g，青皮60g，陈皮60g，佛手90g，木香50g，砂仁60g，泽泻60g，制半夏60g，乌梅100g，煨诃子100g，芡实250g，莲子150g，炙甘草30g，冰糖300g。

【加减】消化不良者，加鸡内金60g、山楂60g；泄泻次数过多、泻下如水者，加肉豆蔻90g、五味子100g。

【制备方法】上药加水浸泡后煎煮3次，滤汁去渣，合并滤液，加热浓缩为清膏，加冰糖300g收膏即成。

【服用方法】每次10～15g，每日2次，开水调服。

【调摄要点】

（1）日常生活中注意饮食卫生，切勿暴饮暴食。

（2）加强户外运动，避免腹部着凉。

（3）若吐泻严重或伤食的患儿应注意暂时禁食，待病情好转逐渐增加食量。

（4）忌食入油腻、生冷、不易消化之品。

五、遗尿

遗尿又称"尿床""夜尿症""遗溺"，是指3岁以上小儿在睡眠中自遗小便，醒后才知晓，或在白天不能自行控制排尿的一种疾病。3岁以下小儿发生尿床多是由于大脑皮质发育尚未成熟，不能控制小便排出，此时不属于病态。随着小儿经脉渐盛，气血渐足，脏腑渐实，发育渐善，小儿排尿方可得到自主控制。

儿童遗尿大多属于功能性，一般多见于过于兴奋、胆小、敏感或睡眠过熟的儿童，有些儿童白天过于疲劳或1岁以后没有进行排尿训练，也会造成遗尿。一般病理性遗尿儿童多见于脊柱裂、脊髓炎、癫痫、脑炎后遗症、尿路感染、包茎、蛲虫病、糖尿病等。

遗尿通常发生在小儿熟睡过程中，时常在梦中排尿。轻者数夜出现一次，重者一夜出现多次。时有时无或持续数年，到青春发育期才逐渐消失。遗尿若长期不愈，极易使患儿产生自卑感，影响其性格、体格、智商的发育。

尿液的生成、排泄与肺、脾、肾、三焦、膀胱都有一定的关系。该疾病的病因主要是与膀胱和肾的功能失调有关。故其治疗时主要的原则为温补肾元，固摄膀胱。从整体上温补肾阳、固摄膀胱、补益肺气、健益脾气、调养心神、清除肝热。

1. 温阳固涩膏：下元虚冷型

【出处】《家庭常用膏方事典》。

【主治】下元虚冷型遗尿。睡梦中遗尿，严重时一夜数次，尿清而长，熟睡不易唤醒，醒后方觉，神疲乏力，面色较差，肢体寒冷，腰腿酸软，记忆力减退或智力较差，舌淡，苔少，脉细。

【组成】党参150g，炙黄芪150g，熟地黄150g，补骨脂100g，益智仁100g，怀山药300g，炒白术100g，陈皮60g，桑螵蛸150g，煅牡蛎300g，覆盆子150g，金樱子150g，菟丝子200g，山萸肉100g，乌药90g，蚕茧100g，胡桃肉150g，炙甘草30g，阿胶200g，冰糖300g。

【加减】畏寒肢冷者，加附子30g、桂枝30g。

【制备方法】上药除胡桃肉、阿胶外，其余药物加水，浸泡后煎熬3次，滤汁去渣，合并滤液，加热浓缩为清膏。将龟甲胶加适量黄酒浸泡后隔水炖烊后调入清膏中和匀，纳入冰糖300g收膏，最后加入研碎的胡桃肉拌匀。

【服用方法】每次15g，每日2次，开水调服。

2. 补中膏：肺脾气虚型

【出处】《家庭常用膏方事典》。

【主治】肺脾气虚型遗尿。白日、夜间睡梦中尿床，且日间尿频而量多，常汗出易感冒，面色萎黄，体力不足，不爱说话，食欲不振，大便稀薄，舌淡，苔薄白，脉细。

【组成】炙黄芪150g，党参100g，太子参200g，白术100g，茯苓150g，山药150g，益智仁100g，五味子100g，煅牡蛎2500g，桑螵蛸250g，黄精150g，防风100g，升麻60g，陈皮60g，鸡内金90g，阿胶200g。

【加减】畏风自汗者，加浮小麦150g、桂枝60g、白芍120g；大便溏薄者，加葛根 100g、薏苡仁 200g。

【制备方法】上药除阿胶外，余药加水浸泡，煎煮 3 次，滤汁去渣，合并滤液，加热浓缩为清膏。将阿胶加入适量黄酒浸泡，隔水炖烊，冲入清膏和匀，再纳入冰糖 200g 收膏。

【服用方法】每次 15g，每日 2 次，开水调服。

【调摄要点】

（1）儿童睡前勿饮入大量的水分。

（2）夜间按时叫醒儿童进行排尿，逐渐养成良好的生活习惯。

（3）给予孩子健康的心理疏导与家庭环境条件。

六、发育不良

小儿发育不良一般表现为囟门迟闭，牙齿迟出或少出，肌肉松软，以及反应迟钝，精神涣散，夜卧不安，烦躁夜啼等。在中医中属"五迟""五软"。五迟有立迟、行迟、齿迟、发迟、语迟；五软指头项软、口软、手软、足软、肌肉软。

本病由先天精气不足、后天护养不当引起。先天父母精血虚损，母亲孕期调护失宜，精神、饮食、药物、起居、环境等致病因素遗患给胎儿，致使胎元之气受损，精气不充，髓脑不满，脏器虚弱，筋骨肌肉失养。或后天分娩时发生意外，或出生后调护不当，小儿患病后脑髓受损，乳食不足，喂养失调，从而导致脾胃亏虚，气血不足精髓不充而致使出现生长发育障碍。治疗时尤其注重培补脾肾。

1. 壮骨膏：脾肾两虚型

【出处】《中国中医药现代远程教育》。

【主治】脾肾两虚型发育不良。生长速度缓慢，精神呆滞，易疲劳，易感冒，汗多，饮食欠佳，大便干，舌质淡，舌苔厚，脉沉细。

【组成】炙黄芪 90g，太子参 100g，白术 100g，苍术 60g，茯苓 100g，木香 30g，砂仁 60g，枳实 30g，法半夏 30g，陈皮 60g，炒白扁豆 60g，焦山楂 60g，焦神曲 60g，炒麦芽 60g，生地黄 90g，熟地黄 90g，牡丹皮 60g，泽泻 60g，吴茱萸 90g，山药 90g，牛膝 90g，骨碎补 60g，黄精 120g，益智仁 90g，莲子 60g，枸杞子 60g，决明子 60g，炙甘草 30g，蜂蜜 500g。

【制备方法】上药加水煎煮 3 次，每次 1 小时，滤汁去渣，合并滤液，加热浓缩为清膏，加蜂蜜 500g 调入收膏。

【服用方法】每次 9g，每天 2 次，连服 3 月。

2. 滋肾填精膏：肾阴亏虚型

【出处】《冬令调补择膏方》。

【主治】肾阴亏虚型发育不良。生长发育迟缓，筋骨软弱，夜眠汗出，额头汗出明显，目无神采，反应较同龄孩童迟钝，精神难以集中，舌红，苔少，脉沉细无力。

【组成】生地黄100g，太子参150g，天冬100g，黄连30g，淡竹叶100g，龙齿200g，五味子50g，百合150g，炙远志60g，九节菖蒲100g，柏子仁100g，白芍100g，淮小麦300g，炙甘草50g，桑寄生100g，杜仲100g，怀牛膝100g，首乌100g，菟丝子100g，炒当归100g，焦白术100g，陈皮50g，竹沥半夏60g，橘络50g，益智仁100g，山药150g，炙黄芪150g，炒谷芽150g，红枣150g，阿胶100g，龟甲胶60g，鹿角胶60g，核桃仁250g，西洋参100g，冰糖500g，蜂蜜300g。

【制备方法】上药浸一宿，武火煎煮3次，沉淀去渣，文火收膏时，入阿胶、龟甲胶、鹿角胶、核桃仁、冰糖、蜂蜜、西洋参，熬至滴水成珠为度。

【服用方法】每次服用1汤匙，温开水送服，宜清晨服用。感冒、发热、呕吐、腹泻时暂停服用。

【调摄要点】

（1）嘱患儿规律饮食，注意补充足够的蛋白质及微量元素。

（2）保证充足睡眠，多参与户外活动。

七、抽动障碍

小儿抽动障碍是一种肌肉不自主抽动性疾病。多发于5～10岁男孩。而慢性抽动障碍患儿，病程长，发病年龄从3岁至18岁，几乎覆盖小儿所有的年龄段。

本病为小儿本身没有目的的、不能自主的、频繁反复出现的一个或多个部位肌肉的抽动发作。常表现为挤眉弄眼，眨眼龇牙，耸肩转颈，头摇肢摇，或见异常发音，注意力不集中，自伤，强迫障碍等情况。患儿往往在受到刺激、情绪紧张时症状加重，入睡后症状消失。不同患儿抽动频率和严重程度情况不一，若病程持续时间过长会导致患儿产生自卑、焦虑的情绪，影响正常上学生活。

该病有多种病因，例如先天禀赋不足、生产过程中出现损伤窒息、生长时感受外部邪气、家庭学校中受到情志刺激等。中医认为，小儿抽动是由于小儿体内阴阳失衡，肝、心、脾、肾功能不足所致。因为心藏神，肾藏志，心气不足，智慧不聪，头脑不清晰；而肾阴不足，又会至肝阳上亢，造成注意力不集中，频频出现小动作，容易激动，性格暴躁；脾虚失养，则安谧不足，爱好多变，言语鲁莽，心思不定而不能自控。因此，治疗儿童多动症以调和阴阳，平抑肝阳为主。

在治疗上由于西药治疗周期长、副作用大、易反复发作；中药治疗口味较差、不易服用等特点，这些因素往往造成患儿及家长的依从性差，拒绝服药，从而加重病情。膏方相对较易服用，除相应的治疗药物外，还加入调理药物，以调理脾胃功能，调整患儿脏腑、气血、阴阳的整体平衡。

1. 止痉膏：肝脾不调型

【出处】《上海中医药杂志》。

【主治】肝脾不调型抽动障碍。频频挤眉弄眼，喉中发出声响，频频清嗓，嘴角抽动，肢体摇摆不定，脾气喜怒无常，夜晚睡觉躁动不安，饮食减少，大便不调，舌质淡红，苔薄白，脉沉。

【组成】全蝎 40g，天麻 100g，钩藤 100g，伸筋草 100g，木瓜 100g，生黄芪 150g，太子参 120g，茯苓 150g，白术 100g，苍术 100g，山药 100g，白扁豆 100g，补骨脂 60g，山茱萸 100g，菟丝子 100g，桔梗 30g，竹沥半夏 60g，陈皮 50g，枳实 100g，黄芩 100g，防风 50g，射干 100g，山海螺 150g，柴胡 100g，生谷芽 300g，生麦芽 300g，生山楂 150g，莪术 50g，僵蚕 50g，佛手 100g，沉香 20g，砂仁 50g，当归 50g，丹参 50g，玫瑰花 50g，乌梅 50g，凌霄花 100g，炙紫菀 100g，五味子 50g，煅龙骨 150g，煅牡蛎 150g，象贝母 100g。

【加减】可根据患儿不同的症状进行加减。若见有皱鼻、吸鼻子等抽动症状者，加辛夷 30g、白芷 50g；见有频繁眨眼、翻白眼者，加菊花 100g、青葙子 50g；腹壁肌肉紧张、经常收缩者，加白芍 60g、炙甘草 60g；若嗓子中频频发出异常声响者，加蝉蜕 30g、玄参 100g、板蓝根 90g；时常说胡话、急躁易怒者，加石菖蒲 30g、郁金 30g。

【制备方法】上药水煎浓缩，冰糖收膏。

【服用方法】早晚饭后用开水冲服，每日 2 次。服用 1 料，共计 45 日。

2. 定风膏：阴虚风动型

【出处】《膏方宝典》。

【主治】阴虚风动型抽动障碍。眼唇不时抽动，紧张劳累后即刻发作，注意力不集中，烦躁冲动，手心热，口干，大便干燥，舌红，苔薄腻，脉弦细数。

【组成】生地黄 150g，麦冬 120g，生白芍 120g，山萸肉 120g，制首乌 120g，山药 150g，枸杞子 150g，白蒺藜 120g，新鲜铁皮石斛 120g，白菊花 100g，桑叶 200g，青葙子 100g，五味子 100g，豨莶草 200g，蚕沙 120g，丝瓜络 150g，钩藤 150g，茯神 150g，炒酸枣仁 150g，炙远志 100g，全蝎 60g，地龙 120g，蜈蚣 30 条，龟甲胶 350g，木糖醇 250g。

【制备方法】上药加水煎 2 汁，合并浓煎，新鲜铁皮石斛另煎入，地龙、全蝎、蜈蚣研粉，加入龟甲胶、木糖醇收膏。

【服用方法】早晚饭后用开水冲服，1 日 2 次。

【调摄要点】

（1）尽力找出患儿可能的致病诱因，及时解决根本问题。

（2）重视患儿心理行为疏导，避免紧张、压力、刺激因素。

（3）合理安排生活，不过分关注并责怪孩子的不正常行为，鼓励患儿逐步进行自我控制。

（4）饮食上多补充维生素、牛奶，饮食要清淡，少食生冷食物及煎炸烤肉之类。

八、智力不足

本节智力不足分为两方面，一方面为小儿智力发育低下，低于正常平均水平；另一方面为用脑过度表现出的智力不足、记忆力减退等症状。

小儿智力发育低下又称为智力发育障碍，其发生于儿童生长发育时期，智力功能明显低于正常同龄儿水平，同时伴有社会、思维及实践三大领域的认知障碍以及社会适应能力缺陷等情况。此类疾病多由于先天不足，肾精亏虚，故治疗本证当重视培补肝肾精血，肝肾足则脑髓充，智力灵性方能提高。

儿童、青少年时期，学习压力逐渐加重，孩子用脑过度是每个家长担心的问题，况且当前社会竞争强，学校、家长、孩子均注重考试成绩，导致孩子紧张焦虑，越焦虑学习效果越差，因此内用膏方以舒肝健脾益智，外加以引导孩子调节情志往往可起到事半功倍的效果。

1. 益智膏：肾精不足型

【出处】《天津中医药》。

【主治】肾精不足型智力不足。小儿智力明显低于平均水平，目无神采，反应迟钝，筋骨萎弱，发育迟缓，立、行、语等明显迟于正常同龄儿，舌质淡，舌苔少，指纹淡，脉沉细无力。

【组成】熟地黄150g，淮山药150g，山茱萸150g，制巴戟天100g，枸杞子150g，制何首乌100g，肉苁蓉100g，制补骨脂100g，鹿角胶100g，灵芝100g，太子参150g，茯神100g，远志100g，石菖蒲100g，益智仁150g。

【制备方法】上药浸一宿，煎煮3次，去渣，收膏时，灵芝研粉并入鹿角胶、太子参。

【服用方法】3岁以下每次6g，3～6岁每次8g，6岁以上每次10～15g，每日2次温开水冲服。

2.助考膏：肝郁乘脾型

【出处】《浙江中医药大学学报》。

【主治】肝郁乘脾型智力不足。考试前忧郁多虑，烦躁易怒，夜寐不安，善叹息，紧张时大便溏泻，失眠健忘，平素易感冒，疲倦乏力，腰膝酸软，月经不调，口苦，不思饮食，舌红，苔薄，脉弦细。

【组成】柴胡120g，炒白芍120g，枳壳120g，陈皮120g，香附120g，川芎90g，煨木香120g，黄连60g，生黄芪180g，炒白术150g，炒防风120g，龟甲150g，龙骨150g，炙远志120g，石菖蒲120g，酸枣仁200g，太子参150g，麦冬120g，五味子120g，生地黄120g，淮山药150g，山茱萸120g，丹皮120g，茯苓120g，泽泻120g，当归120g，姜半夏120g，砂仁60g，豆蔻60g，红枣200g，甘草60g，阿胶250g，龟甲胶250g，黄酒250g，冰糖250g。

【制备方法】上药除阿胶、龟甲胶外，余药加水浸泡，煎煮3次，滤汁去渣，合并滤液，加热浓缩为清膏。将阿胶、龟甲胶加入适量黄酒浸泡，隔水炖烊，冲入清膏和匀，再纳入冰糖200g收膏。

【服用方法】早晚各服1匙，开水冲服。

【调摄要点】

（1）保证良好的作息规律。

（2）适当进行户外活动放松心情。

（3）家长不施加过多压力，多鼓励孩子。

（4）智力明显低下者，家长需多加陪伴，做些益智动手类小游戏，增加孩子操作及理解能力。

参考文献

【1】邓中甲.方剂学 [M].北京：中国中医药出版社 .2003.

【2】马维庆，谢英彪.中医进补膏方 [M].北京：金盾出版社 .2013.

【3】李冀.方剂学 [M].北京：中国中医药出版社 .2006.

【4】胡鑫才.极简膏方治百病 [M].北京：中国医药科技出版社 .2018.

【5】国家药典委员会.中华人民共和国药典（一部）[S].北京：化学工业出版社，2005.

【6】陆懋修.世补斋医书 [M].北京：中国古籍出版社 .2014.

【7】凌奂.饲鹤亭集方 [M].北京：中国中医药出版社 .2015.

【8】陈可冀.慈禧光绪医方选议 [M].北京：北京大学医学出版社 .2011.

【9】虞抟.医学正传 [M].太原：山西科学技术出版社 .2013.

【10】陈可冀.清宫膏方精华 [M].北京：科学出版社 .2015.

【11】王凤岐，宋世昌，杨建宇.老年人健康调理膏方 [M].北京：科学技术文献出版社 .2017.

【12】茆俊卿.补肺止咳膏在肺系疾病稳定期中的临床应用 [J].中医临床研究，2016，8(28):23–24.

【13】施仁潮，刘祖丽，荣辉.滋金补水膏治疗老年咳喘病的临床体会 [J].时珍国医国药，2016，27(11)：2717–2718.

【14】石红乔.祛瘀养肤膏临床运用举隅 [J].内蒙古中医药，2014，33(14)：9.

【15】李孟飞，田永志，范黎明.三胶膏治疗老年性膝骨性关节炎 40 例 [J].中医研究，2018，31(10):16–19.

【16】白金阳.健肾强骨膏方治疗原发性骨质疏松症的临床研究 [D].广西中医药大学，2016.

【17】赵佶.圣济总录 [M].北京：中国中医药出版社 .2018.

【18】孙宇.膝痛膏方联合骨科洗药治疗中老年膝骨关节炎（气滞血瘀）疗效观察 [D].北京中医药大学，2018.

【19】汪文娟，庄燕鸿，陈保华.中医膏方指南 [M].上海：上海第二军医大学出版社 .2003.

【20】艾宗耀，卢惠荣.中药膏方在帕金森病中的应用 [J].浙江中医药大学学报，2012，36(06):650–651.

【21】李祥云.妇科膏方应用指南 [M].上海：上海浦江教育出版社有限公司 .2015.

【22】李香萍.傅萍妇科膏方验案 3 则 [J].江苏中医药，2014，46(09):52-53.

【23】汪文娟.家庭常用膏方事典 [M].上海：上海文化出版社 .2007.

【24】辛丽娜.膏方治未病之月经过少 [J].海峡药学，2018，30(10):225-226.

【25】董漱六.妇科膏方医案选（二）[J].陕西中医，1988(11):507-508.

【26】李盛楠，徐莲薇，牟艳艳.孙卓君采用调补肝肾之膏方治疗妇科病验案 3 则 [J].江苏中医药，2011，43(01):49-51.

【27】张文康.《中医临床家——丁光迪》[M].北京：中国中医药出版社 .2001.

【28】施仁潮，李明焱.《膏方宝典》[M].北京：人民卫生出版社 .2007.

【29】郭倩，谈勇.从治未病思想探析卵巢功能不全性不孕症的防治 [J].时珍国医国药，2016，27(11):2710-2712.

【30】胡献国.不孕症蜜膏方 [J].蜜蜂杂志，2018，38(03):305.

【31】王诚泉.三四五六法治疗不孕症 50 例临床观察 [J].名医，2018(08):61.

【32】刘正华.中医中药规范化分期治疗多囊卵巢综合征致不孕症疗效观察 [J].四川中医，2019，37(04):172-175.

【33】夏艳春.延续性护理结合中医特色护理对自然分娩产妇产后恢复的影响 [J].河南中医，2019，39(05):808-810.

【34】李晓静，杨峰艳.针药结合中医特色护理对气血亏虚型产妇产后缺乳的预防效果 [J].广州中医药大学学报，2019，36(01):83-86.

【35】李松伟.产后风湿症的中医辨治体会 [J].风湿病与关节炎，2017，6(06):54-56.

【36】封彦召.自拟中药"美容祛斑汤"治疗黄褐斑的临床疗效观察 [J].中国医疗美容，2014，4(02):127-128.

【37】葛媛，谢若男.活血化瘀、补气血方剂在现代化妆品中的应用 [J].亚太传统医药，2018，14(03):103-107.

【38】徐志瑛.徐志瑛膏方经验 [M].北京.中国中医药出版社 .2012.

【39】王晓鸣，罗荣泉.儿科心悟 [M].杭州：浙江科学技术出版社 .2011.

【40】蒋会莉，李瑞星，琚玮.琚玮教授膏方促进偏矮儿童生长经验总结 [J].中国中医药现代远程教育，2017，15(13):56-58.

【41】胡国华，朱凌云.冬令调补择膏方 [M].北京：中国中医药出版社 .2008.

【42】赵欣，张欣，姜科宇，朱鹏程，吴敏.吴敏运用海派膏方治疗儿童抽动障碍临证特色 [J].上海中医药杂志，2018，52(01):18-20.

【43】施仁潮.膏方宝典 [M].北京：人民卫生出版社 .2007.

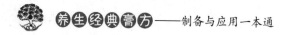

【44】陈冬梅，刘玉堂，赵亮.益智膏治疗小儿智力低下34例临床观察 [J]. 天津中医药，2018，35(03):192-194.

【45】胡慧良.陈意益智助考膏方的临床经验总结 [J]. 浙江中医药大学学报，2015，39(04):265-266，273.